Beautiful Life

Beautiful Life

空腹奇蹟

【暢銷新版】

現代營養學不願透露的真相，
奇效斷食健康法，
啟動身體最強自癒力！

日本暢銷作家．醫療、健康問題知名評論家
船瀨俊介——著
林佑純——譯

推薦序

空腹是身體的權利

陳立維

從事養生教育十多年，每一次強烈的頓悟一律回到身體的視角。面對多數人的健康觀點，身體是一個全然陌生的世界，擁有一艘全方位捍衛健康的人身法船，我們居然完全不知道自己具備這種能力，我們居然完全漠視自己的生存能力。

身體有想法是很容易理解的真相，可是我們長期都忽略了。身體有判斷力也是不難理解的道理，可是我們不曾關注身體的能耐。身體有療癒力已經是基本概念，可是我們只當它是教科書裡面的教條。

身處冰天雪地同時進入飢寒交迫的處境，從結果論檢視所有獲救者面臨困境的經歷，四肢截肢是最糟的狀況，手指頭殘缺是次糟的狀況。

重點是生命保住的過程，身體如何因應惡劣環境？身體做了什麼決定？

在極度漫長的低溫中，人體早已進化出一種自我保護的能力，在血液冰凍導致血管破裂之前，身體末端的微血管會先行收縮，以便血液流向軀幹。

犧牲四肢以保護內臟是身體的決定，活命是大方向，做出決策的是具備高度智慧的身體意識，不是永遠狀況外的大腦意識。

你是否曾經好好檢視過身體的高度智慧？

你是否曾經認真思考過身體被你免除掉的能力？

在我熟練斷食後，斷食在我的生活中從來都不是一種知識，而是一種生活態度，這種態度就源自於最單純的認知：身體的立場和視角。

每天都得給身體足夠的休息時間，每星期都得承諾一至兩天不打擾身體，對自己承諾，也對身體承諾，這是間歇性斷食最基本的態度。

覺知到身體的需求是很大的福報，來自於對一個人的相信，或者是對人體的基本信念。

真正體悟來自於和身體深度對話，這是生命在十六年前贈予我的一份大禮，由於深入台灣的發酵領域，我接受前輩的指導而接觸了斷食。

不是家庭的醫療背景，不是醫學教育的養成背景，是練習一段時間讓身體休息，引領我熟稔身體的智慧和能力。

回到推廣教育的前線，不是飢餓的問題，就是體質的問題；不是害怕肌肉流失的問題，就是害怕營養不足的問題。

身體在冰凍局面出現拯救生命的覺知，如何在沒進食的狀況下失去分辨燃料來源的智慧？

一直吃的結果，腦袋裡面剩下的不是害怕，就是恐懼。

腦袋的主張早已是現代人提升生命品質的魔障，每天生活中要花很多時間吃，也得花不少時間想吃，飢餓與飽足形成惡性循環。

吃或許不是重點，恐懼飢餓是，必須滿足飽腹是。

好像被困在漩渦之中，沒有機會從漩渦外面看到漩渦。

所有的問題都是結果，問題不是問題，不知道原因才是問題。

和空腹相處必須經歷一段養成，其實空腹是我們天生的一種能力。

飢餓有層級之分，就像斷食有程度之別，把吃和時間綁在一起，我們從此失去享受飢餓感的能力。

空腹存在身體原始設定的美感，空腹連結到不可思議的自噬回收機制。

空腹不同於飢餓，空腹開啟身體的療癒工程。

因體恤身體而練習空腹，因疼惜身體而熟練空腹。

因愛自己而熟悉身體視角，因信任身體而練就養生的技能。

把健康交付給身體聽起來抽象，空腹就是把養生權歸還身體的入口。

空腹是生物體的本能，經由文明的洗禮，空腹如今成為邁向無病痛的奇蹟道路。

站在身體的立場，看到身體的視角，收到身體的信念。

原來，空腹是身體的權利，讓身體休息是養生的基本功夫。

讓身體覺醒，讓身體作主，讓身體的優先順序決定平衡的程序。

請從生食與熟食去認識空腹，請從流質食物與固體食物去體驗空腹。

請從認識發酵食物與具備發酵能力的食物去體驗空腹，請從意志力與持續力去淬鍊空腹。

熟練空腹之後，你有責任去行銷空腹，你更有權利去享受空腹的奇蹟世界。

※本文作者為自律養生之家發起人，台灣益生菌保健推廣協會前會長。相關著作有：《零疾病．真健康：不依賴醫生的80種方法》、《健康是一條反璞歸真的修行路》、《初斷食》、《醫生菌》、《當真：立維自律養生筆記輯》。

前言

你試過空腹＋四種奇蹟自癒健康法了嗎？

「只要不進食，身體就會開啟自癒力！」這是個非常簡單的道理。自然界裡的野生動物，都是這樣改善身上的疾病。就連我們常見的貓狗，也都懂得這樣做。但是貓跟狗都知道的求生本能，人類卻忘卻了，實在是不可思議。

而且大多數人只要稍微不舒服，就會馬上想著看醫生、找藥吃。就算旁人勸說：「太愛吃藥，對身體不好。」當事人還是很難聽進去。近年來，有不少醫生也坦承「光靠藥物是無法治療疾病的」。但人們生病了，還是會急著去醫院就診，可以說已經接近被洗腦的狀態了。

據統計，以色列曾有只要醫院一歇業，國民的死亡率就跟著減半。但在醫院恢復營業後，死亡率又會回到原本的指標。這也代表了一個令人驚愕的事實——現代醫療扼殺了一大半的人！我認為，每個人都必須銘記在心。

而在美國，死亡原因的第一名就是出自「醫療」，每年約有七十八萬人死於醫療行為（編按：此數據出自諾爾博士（Gary Null PhD）等人所撰寫的《死亡醫學》（*Death by Medicine*）），這距離第二名「心臟病」的七十萬人還有很大一段距離。

再看看被譽為美國良心名醫羅伯特．曼德森（Robert Mendelsohn）博士提出的控訴：

「現代醫學之神，指的其實是『死神』。」

「現代醫療對於九成的慢性病都束手無策。不但無法醫治好患者，反而使其惡化、邁向死亡。」

「如果九成的醫療從這個地球上消失，人類就能更加健康、幸福、長壽。」

這些是所有人都必須知道、且不可抹滅的真相。

我在《在醫院被殺害》（病院で殺される，暫譯）一書中，就曾經提及這些令人驚愕的醫療現況。於是，便有讀者惶恐地問了：「不能去醫院，那我們生病時該怎麼辦才好？」

別擔心，這本書提供了最好的解答。想要改善疾病、恢復健康，你可以透過日常生活中的五種方法：少吃，多笑，感謝，深呼吸，肌肉訓練。

❶少吃、斷食（Fasting）

這是遠離百病的妙方，身體可以藉由「不吃」、「不動」、「多睡」來增強免疫、排毒機能，自然而然地慢慢痊癒。就算是輕鬆易行的「半日斷食法」（輕量斷食法），也具有同樣顯著的功效（相關內容及方法詳見第一、二章）。

包括改善感冒、腹痛、腹瀉、頭痛、便祕、皮膚炎、香港腳、腰痛、憂鬱症、糖尿病、心臟病、肝病等，還能有效改善洗腎病患的症狀（詳見第二章）。

現在，甚至出現有效改善癌症的案例（詳見第三章）；以及改善不孕症、陽痿等病症（詳見第五章）。

❷多展開笑容

只要多笑，連癌症病況都能改善。研究證實，大笑會增加與癌細胞對抗的自然殺手細胞（Natural killer cell, NK cell）達到六倍之多。除了增強免疫力，也能有效對抗皮膚炎、關節炎、糖尿病、高血壓等疾病。「笑容」的醫療效果，總令許多人深深驚嘆（詳見第六章）。

❸抱持一顆「感謝」心

「謝謝」是句「魔法的咒語」，「感恩的心」能夠醫治各種疑難雜症，目前也已獲得最新腦科學研究的佐證（詳見第六章）。

❹深吸氣、長吐氣

深深吸氣，長長吐氣的呼吸法，能夠刺激副交感神經（編按：使心跳變慢、血壓下降、胃腸蠕動加快等，常稱為人體「煞車器」）的運作，促進血液循環，達成治療各種疾病的功效。

疾病經常是由於血液循環不良、體內缺氧所致，因此在此特別推薦計算呼吸次數的「數息法」（方法詳見第七章）。

❺訓練你的肌肉

有助於疾病治療的抗老荷爾蒙、生長激素（ＨＧＨ，編按：刺激生長與細胞再生的荷爾蒙）分泌量，是與肌肉量與活動量成正比的。人類會由於生病或老化等原因，造成肌肉衰退、萎縮。若能夠適度鍛鍊肌肉，就能提升抗老荷爾蒙、生長激素的釋放，改善身體的多種病症（詳見第七章）。

以上五種奇蹟療法，都是不去醫院也能夠實行的防病、抗病方法。只要能夠統整、實行，便能發揮奇蹟般的自癒功效，確保人體健康、延年益壽。況且還不需花費多餘的金錢，任何人都能夠輕鬆實現，最重要的是，完全沒有惱人副作用！

現在，就讓我們一起翻開希望的新篇章，從日常生活中實踐！

目錄

2 啟動人體「特效藥」，修復疾病的生命奧祕！

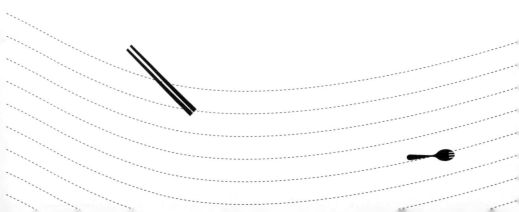

3 空腹的奇蹟！鶴見式「酵素斷食」療法

4 少吃一半，長壽兩倍！來自長壽基因的震撼彈

5

斷食提升生育力，從飲食與生活著手

6

治百病的「笑療法」與「魔法咒語」

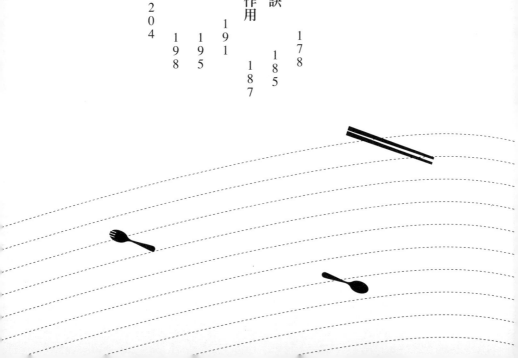

7 回春抗老——深呼吸與肌肉訓練的祕訣

1

破除營養迷思，實證研究的「斷食十大功效」

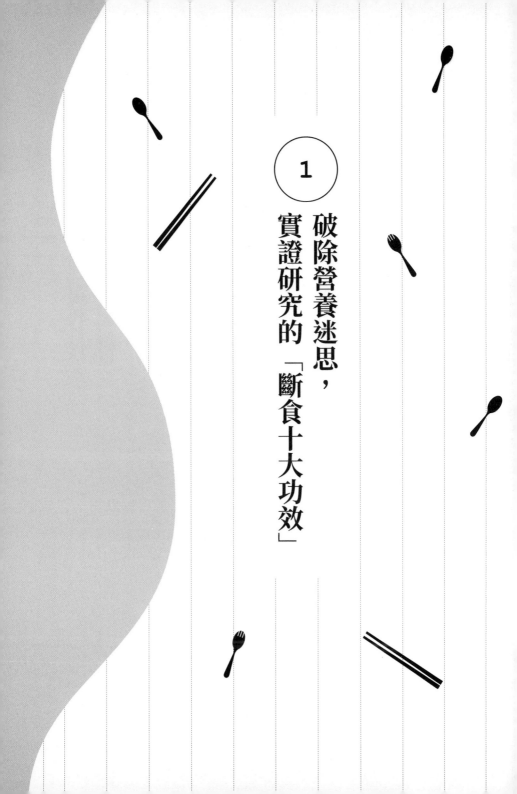

傳統瑜伽、現代科學：少吃一半，長壽兩倍！

「只攝取六成卡路里的老鼠，壽命延長了兩倍！」這是出自一九三五年，美國康乃爾大學的營養學家麥克凱（C. M. McCay）教授的知名研究議題。

相反地，在該研究中讓老鼠們隨心所欲地「吃到飽」，牠們的壽命會因此縮短一大半。

許多的實驗，都證明了這個理論——**卡路里減半，壽命加倍！**也就是說，現代人由於攝取過多的卡路里，才使得大自然所賦予的壽命減半。

具有一萬年以上歷史的瑜伽也有類似的理念：「每餐八分飽，醫生賺不到；餐餐六分飽，長命活到老。」瑜伽是世界上歷史最悠久的身心科學，其蘊藏的理念，竟和一九三五年康乃爾大學的實驗結果不謀而合。

「不要為了吃而努力，人應該為了不吃而努力」、「感受空腹的樂趣」……這些瑜伽的理念，是能夠拯救人類「現代病」的良藥。

六分飽，長命活到老；四分飽，接近神領域

瑜伽在古梵語中為「連繫」之意。「連繫」是什麼呢？它指的是「宇宙」與「生命」之間的「關聯」。對人類來說，也就等於連結「神」與「人」的一種思想。當「人」感受到自己是「宇宙」的一部分時，才會有所「頓悟」。也就是說，瑜伽的理想是順應宇宙的真理而活。

只要藉由限制卡路里的攝取，順應大自然，便能夠更加接近宇宙的真實（神佛）。這也是人類身心調和的最理想狀態。

大多數人都相信，「吃」就是「幸福」的原點，能吃飽就是種幸福。但，生命的奧祕，就是如此令人難以掌握。

我們可以從耶穌基督在「山上寶訓」（編按：《聖經》歷史上最令人難忘的公眾演講之一）中說的一段話：「飢餓的人有福了！因為你們將要飽足。」以及另一句：「貧窮的

人有福了！」去思考另一種生活方式。

我們應將這些先人的箴言，當作得以拯救現代人的睿智言語，時刻銘記在心。

「空腹斷食，野生動物都了解的自癒本能」

「斷食，是治療百病的良方。」這是瑜伽的基本理念。

我們可以發現野生動物通常在生病或受傷時，會選擇什麼也不吃，只是躲在巢穴中，靜靜地等待身體恢復健康。

野生動物藉由本能，了解到這是治療疾病和傷口的最好辦法。

「本能」若用別的詞彙來形容，就是「自然的節奏」。這是宇宙的真理，也能稱作「神的意志」。

自癒的重點就在於「什麼都不吃」，因為食物的消化與吸收，所需要消耗的能量比想像中還要驚人。

據說**定時攝取三餐，消化跟吸收所必須耗費的能量，相當於跑完一趟全程馬拉松**。因此，野生動物在生病或受傷時，才會以斷食來因應。

空腹感，是開啟生命力的開關

斷食，能夠讓平常用於消化所需的能量，有效轉嫁到體內的治癒、免疫與排毒系統。

此外，空腹感還能夠啟動生命的能量。因為飢餓感對身體來說，是一種緊急狀況。身體在拉警報的情況下，為了同步維持生命系統，會切換到增強免疫、排毒、自然治癒力的模式，白血球與免疫細胞的數量都會因此增加。

在改變全身細胞活動的作用下，能夠**促進細胞內的排毒機制，加速全身新陳代謝，復甦體內原始的生命機能**。

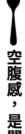

吃得越豐盛，對健康越危險

所以，當生病或受傷時，「不吃」、「不動」、「多睡」是最好的特效藥。當體內的自然治癒能力被活化後，許多不適的症狀就能獲得舒緩。但是，多數現代人卻選擇或是被逼著做出完全相反的舉動。

首先，現代醫療人員會跟病患宣導：「三餐要好好吃東西，身體才會好！」在我聽來，這實在是句玩笑話。但對於深受西方醫學與營養學影響的他們來說，是如此地深信不疑，可說是被現代醫學「洗腦」的結果。

日本厚生勞動省（編按：負責醫療衛生、社會保障等事務的政府部門）不斷倡導「三餐飲食要均衡」，對他們而言，光是少吃一餐，就是「不正常」的飲食習慣。所以，才會出現「一天要吃三十種食物」的說法，許多人更努力實行著這樣的做法。

大部分的人一聽到身邊有人「一天只吃一餐」，都會感到相當疑惑吧？以我本人來說，一天只吃一餐，我照樣過著健康舒適的生活。不過，有時仍難以避免周遭的人們投以驚訝、疑惑的目光。

我甚至能夠想像人們憤慨地抗議：「喜歡吃好吃的東西填飽肚子，有錯嗎!?」在過去的時代，未曾有過如此豐富、多選擇的美食，但因全球化及美食文化的盛行，在許多人的心目中幸福、滿足的象徵，便是豐盛的餐點。

另一方面，現代人卻也為了不健康的身體所苦。

最糟糕的國家是美國，在先進國家十七國中、其醫療費用位居榜首，充滿了肥胖、心臟疾病、糖尿病、腦中風、癌症、過敏，甚至是憂鬱症、自殺、發展障礙……等，簡直就是「疾病之國」。

而對於文化上被「占領」的日本來說，國民的健康狀態也跟上了美國的步伐。尤其罹患癌症、心臟病、糖尿病等慢性疾病的人數，更是一年比一年增加。這都是不正確的飲食習慣所導致，原因排行第一的是「吃太飽」，第二則是「西方飲食」。

看到這裡，一定有許多讀者會心生疑惑。排餐、濃湯、麵包和奶油……各式各樣引人食慾大開的西餐，一直是日本人所嚮往的終極美食。如此豐盛的美食卻遭到如此否定，我想任誰都會氣得想破口大罵：「你少在那邊胡說八道！」

但在其中，卻潛藏著關鍵性的「NG飲食習慣」。

一天三餐，加速身體老化！

我現年六十七歲，但頭髮依然保持黝黑有光澤，體態呈現倒三角形、肌肉線條分明，感覺身體狀況跟三十幾歲時沒什麼差別，經常忘記自己已過了花甲之年。

但在回到故鄉九州（位於日本西南部）參加高中同學會時，我才深刻地體認到自己的年紀。因為在十人的座位上，我發現除了自己以外，其他人的頭髮都已是全白，其中甚至有幾位舊識，連頭髮都快掉光了。

他們一看到我的黑髮，反應幾乎都是：「你跑去染頭髮啦!?」當我回答：「我沒有染，這是原本的顏色。」在場的同學反應都十分驚訝。每當我跟同年齡層的人相處時，經常會發生類似的狀況。

白髮是老化的指標之一，有時看到四、五十歲的晚輩白髮蒼蒼，我都感到十分訝異。當然，老化程度存在著個人差異，但深入思考造成差距的最大原因，我只得出一個結論——因為飲食習慣的不同。

五十七歲看起來卻像三十七歲，以「一天吃一餐」聞名的南雲吉則醫師（編按：

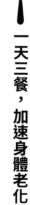

醫學博士、暢銷作家。著有《南雲醫生的「不生鏽」生活術》、《瘦身×抗老，活化細胞的神奇茶飲》等書），是當今媒體界的寵兒。仔細看看，他的頭髮色澤烏黑，看起來確實十分年輕。因此我認為，在中高齡時會急遽老化的人，是由於「一天吃三餐，加速身體老化」的緣故。

「越吃越接近老化、死亡，這是理所當然的事實！」、「持續不進食，就能讓時光倒轉，使人體細胞回春。」（出自《斷食實踐筆記》〔不食実践ノート〕，暫譯，山田鷹夫著）

誤食的元凶，沃特營養學的罪行

不知從什麼時候開始，人類開始選擇了錯誤的進食之道。

而「錯誤進食」的最大起因，就出自近代的營養學，起源要追溯到德國的沃特營養學。任職慕尼黑大學長達四十五年的生理學家卡爾．馮．沃特（Carl von Voit）博士，即便知道成人每日必須攝取的蛋白質是四十八公克，他還是將每日必須的蛋白質量增加到整整二．五倍，促使德國國民「每天攝取到一一八公克」。

沃特營養學的「理論」，在現代看來確實相當驚天動地。而他當初的聲明是：「最優良的營養成分是蛋白質。而碳水化合物因為缺乏營養價值，所以不應該攝取。」更令人吃驚的是：「在所有蛋白質中，最優良的是動物性蛋白質，而植物性蛋白質是較為劣等的。」

總而言之，在其論點中極度推崇肉食主義：「只有肉才是最好的營養來源！」完全呼應他提倡的「必須攝取蛋白質」跟「一定要吃肉」的論點。不斷勸告德國國民，需要攝取二．五倍的大量蛋白質。而且處之泰然地宣稱：「好的東西，沒有所謂的攝取過量。」

以上就是該營養學的主旨。簡直令人無語問蒼天，這位「營養學之父」竟連「過猶不及」的警語都毫無所覺。

營養學勾結肉類製品產業與軍隊

當時，德國在醫學、生理學、營養學方面都是全歐洲的核心，而其中的權威，就是慕尼黑大學。也可以說，沃特營養學確立了全歐洲的營養學。

而沃特博士的「一聲令下」，就左右了歐洲各國的營養政策。在其大聲提倡「一定要吃肉！」之後，便將必須攝取量增加至二．五倍之多。肉類製品的銷售額因此上漲了二．五倍，歐洲強大的肉類製品業界無疑就是背後的操盤手。

不僅如此，這種「推崇肉食」的營養學，對軍方來說也是有利無弊。在動物實驗中，以肉食和蔬食互相比較下，也確認了以下幾點：

❶**促進成長**：肉食會使身體更為強壯，而維持強壯的體態，對培養士兵來說十分有利。

❷**增加攻擊性**：肉食和蔬食相比，會使體質酸性化（Acidosis，酸中毒），這樣一來，士兵就會變得急躁激進以及凶暴殘忍。這對身為要上戰場的士兵來

說，都是十分「理想」的狀態。

❸**提升瞬間爆發力**：性格變得激進，即是提升了瞬間爆發力。這對士兵來說也是必備條件。

因此，德國軍方重用這位沃特博士為營養學顧問。明治時期（一八六八至一九一二年）日本政府也招聘這位「營養學之父」前來，請求他的指導。而明治後期的日本營養學，因此染上了「沃特營養學」的色彩——推崇肉食、鄙視碳水化合物。

卡路里理論的致命錯誤

在沃特的營養學中，還有另一項重大的錯誤，就是卡路里理論。沃特認為人類的能量來源是卡路里，並且相信卡路里產生的熱能量、才是生命能量的泉源，也就是近似於用鍋爐燒煤炭的原理。

簡單說，就是將吃下去的食物在體內「燃燒」時產生的能量，計算成卡路里，因此得出人體的必須熱量。直到現在，營養學中還在追求卡路里。不過，這種卡路里至上的主義與推崇肉食的行為，可說是沃特營養學的兩大敗點。

但是，卡路里主義老早就出現了破綻。

我的朋友森美智代（編按：出生於一九六二年，曾罹患小腦萎縮症。在日本各大媒體分享自己少食和斷食的經驗），就因為在這十七年間，每天只喝一杯綠色蔬菜打成的「青汁」而聞名。

她一天攝取的卡路里大約是五十大卡。根據沃特的理論，每日最低卡路里的必須攝取量大約是一千兩百大卡。他還斷定，即使一個人睡著了，如果不攝取足夠的卡路里，最後就會在睡夢中餓死。但是，森小姐只靠那二十四分之一的卡路里，就健康地活了將近二十年。而且沒有瘦得跟紙片人一樣，臉蛋看來十分圓潤，還擁有健康的笑容。

像森小姐這樣食量雖少，但還是活得很健康的人，根本多到不計其數。最近的斷食運動，已經逐漸拉長天數，這些人在沃特的卡路里理論中，應該早就已經「餓死」了才對，但他們的身心反而變得更加健康。

一般認為，人類至少需要具備四階段的能量供給系統：

❶**第一階段**：氧化還原能量系統（卡路里理論的根據）。

❷**第二階段**：糖解作用能量系統（Glycolysis，不需要氧氣、進行糖酵解）。

❸**第三階段**：核能系統（元素轉換、例如鉀－40轉換成鈣－40，編按：鉀－40為人體中最常見的天然核種，但人體會有系統自動轉換）。

❹**第四階段**：太陽能源系統（血液中的微生物〔Somatid〕，在經絡間增殖）。

其中，一、二、三點已經獲得了醫學與科學上的證實。

而關於日本血液專家、自然醫學界的權威——森下敬一博士所提倡的第四點，可解開世界各地、許多禁食卻能維持長壽的案例，其中所蘊藏的謎團。瑜伽也提及：「宇宙的氣（Prana）是生命的起源。」我想，要證實這個理論，只是時間上的早晚而已。

崩壞的現代營養學和醫學

而且，營養學者沃特擁有許多忠實的弟子。其中一人，美國農業化學家艾華特（Wilbur Olin Atwater）便將沃特博士的教導傳播到美國。他影響了美國農務局，使其成立「國立營養問題研究所」，並親任第一任所長，然後發布「美國人一天必須攝取一二六公克的蛋白質（肉）」的言論。沒想到，「增加」得比他的老師教的還要多！

近代營養學不斷灌輸這些似是而非的觀點，之後還成了美國人的「常識」。而這些理論也跟著歐美的殖民地政策，在全世界開枝散葉，終於成為了現代人的飲食「常識」。直到現在，仍有不少日本人十分堅信肉品類的動物蛋白質，是食物中最優良的蛋白質。

因此，引發了不少後世學者猛烈批評沃特的營養學：「沃特的營養學完全沒有經過科學、醫學、統計學上的驗證。硬要說的話，那只不過是沃特的幻想罷了。」

換一種方式說的話，就是一種「妄想」。一位學者的「妄想」經過長久的時間之後，現在居然仍是「現代營養學」的核心。還有不少大學的營養學課堂上，教的都還是從根本上就錯誤的「沃特營養學」。

不過近年來，沃特營養學的理論，已從基礎上被推翻了。

「動物性蛋白質才是最糟糕的致癌物質！」（出自被譽為「營養學界愛因斯坦」科林．坎貝爾（Colin Campbell）等人所著的《救命飲食》〔*The China Study*〕。詳情將於第四章中說明）……如此令人驚愕的事實，已經獲得了證明。

並且發現長壽基因（於第四章詳述）是「在限制卡路里的狀況下，才會產生的」。

就這樣，現代營養學和醫學頓時傳出了震耳欲聾的崩壞聲。

更奇妙的是，最先端科學終於證明了——最古老的智慧——瑜伽中的奧祕。

連醫生也不知道的十大斷食功效

美國作家厄普頓．辛克萊（Upton Sinclair）曾說：「主動想斷食——這意味著一個生物體的本能即將覺醒。」而日本醫學博士、斷食療法的代表人物——甲田光雄醫師，便舉出了斷食的十種作用（出自《半日斷食的神奇療效》〔奇跡が起こる半日断食〕，暫譯）。那就是：

❶**改變體質；**
❷**提升記憶力；**
❸**改變利用能量的方式；**
❹**清除宿便；**
❺**排出環境毒素；**
❻**啟動「自我溶解」（Autolysis）機制；**
❼**活化基因；**
❽**增強活力；**
❾**提升免疫力；**
❿**減少活性氧。**

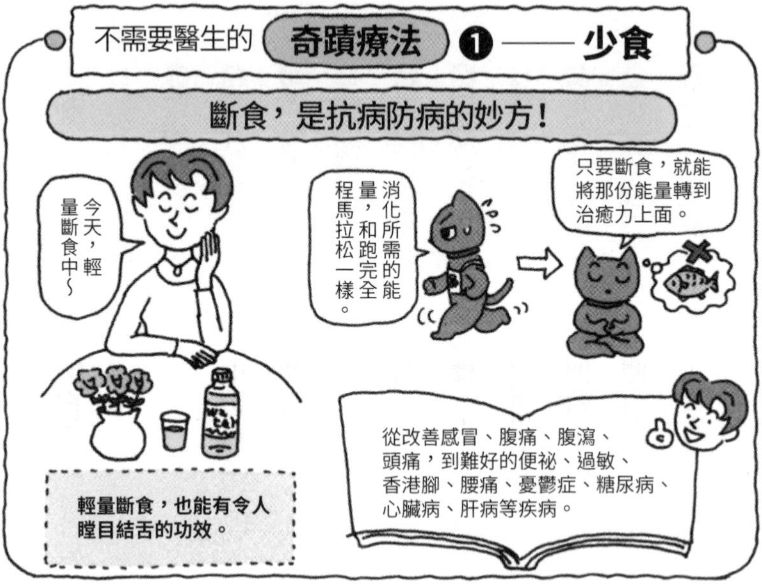
不需要醫生的 奇蹟療法 ❶ —— 少食
斷食，是抗病防病的妙方！
今天，輕量斷食中～
消化所需的能量，和跑完全程馬拉松一樣。
只要斷食，就能將那份能量轉到治癒力上面。
輕量斷食，也能有令人瞠目結舌的功效。
從改善感冒、腹痛、腹瀉、頭痛，到難好的便祕、過敏、香港腳、腰痛、憂鬱症、糖尿病、心臟病、肝病等疾病。

這些令人驚異的功能，幾乎所有醫生都不知道。因為在現代醫學教育中，完全沒有提到斷食的效用。連對「少吃」、「節食」等功效也都置若罔聞。相反地，還會警告世人：「斷食行為會造成營養失調，絕對不可輕易嘗試」等。對於斷食，完全就是站在否定的立場，而且還盲目地深信：「不充分攝取養分，病是不會好的。」

接下來，我會一一說明甲田醫師所列舉的「十大功效」。其中包括了「三日斷食，七成疾病可自癒！」說法的重要根據。

1 改變體質：身體大掃除，喚醒自癒力

斷食的最大目的是什麼？

就是清除平常吃太多而屯積在體內的多餘物質，也就是排出積蓄在人體中的脂肪和毒素，我們稱之為「人體毒素」。斷食便是為了去除這些毒素，可以說是體內的大掃除。

在掃淨人體中的「髒東西」後，身體就會像整理乾淨後的引擎般，開始順暢的運轉、逐漸恢復生命力。這樣一來，就能最有效率地引導出人體原本就擁有的治癒能力。如果平常總是過著無所事事、飽足的生活，身體會變成什麼樣子呢？

這可是會連「體質」都開始生鏽的。我們常說的生命力，就是思考力、瞬間爆發力，以及治癒能力等「人體內在潛藏的能力」。這種能力，會因為飽食的生活而變得遲鈍。當身體過度放鬆，沒有感受到任何威脅，就會使得體內的髒東西（人體毒素）開始屯積。

斷食，把髒東西（體內毒素）趕出身體

斷食可以說是體內的大掃除。人體的內臟擁有驚人的回復能力，像是肝臟會分解毒素；腎臟負責過濾毒素。一旦正常地飽食三餐，在吃進去的東西中，沒辦法消化、吸收、代謝的，就會成為過多的人體毒素。

在生病、體力變弱時，那些蜂擁而至的人體毒素，就連肝臟也沒辦法完全分解，腎臟的過濾功能也會堵塞。但由於內臟器官擁有自我回復能力，所以只要以斷食的方法，中斷吃進體內的食物，那麼肝臟的分解進度就能夠繼續，腎臟過濾功能的堵塞也能夠自然地淨化。這股自我淨化的過程，會在體內所有組織、器官、臟器中進行。大掃除後的身體，就能重新找回活力了。

發生強力抵抗飢餓壓力的物質

停止進食——這對已經過度依賴食物的身體來說，可說是一種緊急狀態啊！因

此，全身上下的器官、組織、細胞，都會因此醒過來。

甲田醫師便說：「對於飢餓壓力的排斥，會大大地變動身體的結構。這股變動的力量、改變體質的過程，會忠實呈現在治癒各種疾病、症狀的力量上。」

「一旦斷食，人體對於壓力的抗性就會變強。」這種說法，也已在科學上獲得證實。斷食後，掌控荷爾蒙的器官就會命令身體：「從腦下垂體發出能夠強力抵抗壓力的物質！」進而得以提升人體的自然治癒能力。

2 提升記憶力：不吃早餐，才是對身體好！

「不吃早餐對身體不好。」這句話其實是天大的謊言。日本政府（厚生勞動省）和醫學界，也都強力宣導一天吃三餐的重要性。就連媒體都大肆宣揚著：「不吃早餐的學生，成績比較差。」

例如，NHK的醫療節目「老師沒教的事」中，就曾經出現這樣的謊言。節目內容乍看下還挺科學的，他們邀請了不吃早餐的學生和吃了早餐的學生進行筆試。比對的結果後，發現沒吃早餐的學生筆試成績比較差，便以此引證，強調「不吃早餐，對頭腦有不好的影響」。

只是播出後竟然發現，他們在前一晚，讓不吃早餐的學生以加了奶油的拉麵當作消夜。難道那些學生不是為了消化油膩的消夜而耗費能量，以至於影響了隔天早上的考試成績嗎？所以，這其實是一個有造假嫌疑的實驗。

再者，讓平常一天吃三餐的人突然不吃早餐，會因為空腹的不適感，而導致表現不好，這也是理所當然的。

如果要進行客觀的比較，應該以平常就只吃兩餐和吃三餐的人進行比對。但從一開始ＮＨＫ的實驗設定上就已出錯，合理推斷這只是為了提出「不可以不吃早餐」的結論，而進行的造假實驗。

空腹時，果蠅的記憶力是吃飽果蠅的兩倍

「空腹時，反而記憶力會獲得提升。」這是在動物實驗上已獲得證實的說法。

在該實驗中所使用的動物是「果蠅」。而蠅類的基因，有七成都和人類共通，保存記憶的結構也和人類相似，這樣的雷同著實令人感到意外。

東京都醫學總合研究所等研究團隊，在使用果蠅所進行的實驗中，發現一旦果蠅處於空腹狀態，記憶力就會大幅提升。這篇劃時代的論文，被刊載在二〇一三年一月二十五日的美國科學期刊《科學》（*Science*）中。

該研究所的研究員平野恭敬主任表示：「人類也擁有空腹時，記憶能力較高的可能性。」

實驗中，選用了大約一百隻沒有餵食、處於空腹狀態的果蠅進行觀察。首先，讓果蠅聞到某種味道的同時進行電擊，並觀察經過一天後，果蠅會不會記得這「討厭的記憶」。

一旦討厭這個味道，牠們就不會接近散發味道的源頭；相反地，一旦沒有記憶

就會試圖去接近。

藉此觀察果蠅的行動，就能測試對照記憶力的差別。測試的結果，在記得味道的果蠅比例中，以「絕食」九至十六小時的最多。從其總比例來看，大約是吃飽狀態果蠅的兩倍之多。

空腹，增加提升記憶力的特殊蛋白質

因此，空腹一段時間後，會使得記憶力增加為兩倍。可是，果蠅絕食的時間如果超過二十個小時以上，牠們就會因為過於飢餓而記不得「討厭的記憶」。由這點可以得知，肚子餓過頭反而會影響記憶。

研究團隊對於空腹和記憶的機制，做了如下的說明：

空腹時，抑制血糖值的胰島素分泌下降。胰島素的總量一旦下降，反而會促進特殊蛋白質「CRTC」（與記憶相關的蛋白質）的活性化。研究團隊嘗試透過實驗抑制此類蛋白質，結果發現即使空腹，記憶力也不會獲得提升了。

「從這個結果當中，研究團隊獲得了『腦內CRTC的活性化，會影響到記憶力高低』的結論。CRTC也存在於人體中，利用這項（提高記憶力的）機制，或許能夠開發出減輕健忘和失智症程度的新藥，令人期待。」（出自《東京新聞》二〇一三年一月二十五日）

空腹，打開了使大腦「記憶力」活性化的開關。所以，「不吃早餐空腹時，腦筋比較靈光」的說法，可是經過科學證明的。

三餐準時吃，準生大小病

政府和醫學界，都不厭其煩地奉勸民眾：「一天要準時吃三餐。」但回過頭看看德國有句諺語：「**一天三餐當中，兩餐是為了自己，一餐是為了醫生**。」

甲田醫師便強烈地否定：「不吃早餐，大腦就沒辦法好好運作，這種說法根本就是紙上談兵。」

「空腹和吃飽的時候，工作和念書效率哪個好？答案是空腹時。」相信有不少

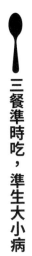

人在吃過午餐後，都曾有過腦袋放空、沒辦法集中注意力，甚至是變得特別想睡的經驗吧？

甲田醫師就分享過：「實行半日斷食一段日子後，只要習慣了，任何人都能體會到，自己根本不會覺得四肢無力，或是無法集中思考。」

「**肚子越餓，才更能發揮人的實力。這才是真正健康的身體狀況**。」就連日本瑜伽之父沖正弘老師都這麼說。

我現在幾乎都是一天吃一餐。有時候在外住宿，早上會吃飯店的早餐，那天的身體狀況反而會變糟。所以現在遇到這種狀況，我不只不再吃早餐，連午晚餐都會省略不吃，也就是徹底斷食一整天，這樣狀況就會好轉很多。身體變輕盈了，腦袋思緒清晰，就算連續寫稿好幾個小時也不會累！

3 改變利用能量的方式：減重又快樂

如果建議一個原本規律食用三餐的人禁吃早餐，你可能會得到這樣反應：「不行不行……肚子餓的話我會頭昏眼花！」、「這樣頭腦會停止運作啦！」

這是因為那些總是三餐規律進食者的大腦，已經習慣只利用葡萄糖作為能量的來源了。

然而，一旦實施斷食，大腦其實會「改變模式」，轉而利用別種能量來源。那麼斷食期間，大腦是拿什麼作為能量的來源呢？加拿大的歐文斯博士對此疑問興致盎然地進行了研究，結果令人相當意外。

斷食中的大腦，只有三〇%的能量來源來自葡萄糖的利用，有高達五〇%的能量來源轉為來自酮體（Ketone bodies，像是β-羥基丁酸，編按：飢餓、禁食或某些病理狀態下產生的化合物）的使用。其餘有一〇%來自α-氨基氮，另外一〇%來自乙醯乙酸。

斷食批判論者一直以來的主張都是：「大腦只能使用葡萄糖作為能量來源。斷食會造成血液中的葡萄糖濃度下降，因此會造成腦部功能下降。」但事實上，斷食中的大腦，會利用葡萄糖以外的營養源。

創造讓人放鬆的阿法波與快樂荷爾蒙

斷食期間，腦部的營養來源有五〇%來自酮體（脂肪分解後產生的物質）。也就是說，斷食後體內的葡萄糖會減少。如此一來，腦部就會轉而分解體內儲存的脂肪，作為能量來源使用。

「近年來我們得知，以酮體作為能量來源的腦中，會增加某一類的腦波——阿法波（Alpha wave）；來自腦垂體、稱為β-腦內啡的物質分泌量也會增加。」（出自甲田醫師）

阿法波，是在身心最放鬆的狀態下會出現的腦波。僧人在坐禪時的大腦裡，可以看到清晰的阿法波；而β-腦內啡又被稱為「快樂荷爾蒙」。換句話說，斷食能讓身心保持平靜，並帶來無比幸福的感受。

「在宗教的教義中，會為了身心淨化而實施斷食，必定是因為他們從經驗中領悟到這樣的機制。」（出自甲田醫師）

最適合減肥的半日斷食法

斷食期間，不只是腦部，身體也會將脂肪轉換為酮體作為能量來源。人們常說：「斷食會『燃燒』脂肪。」就是在形容這樣的機制。

而且這樣的機制，只要實行不吃早餐這種最簡單的半日斷食法，就能夠啟動了。也就是說，只要不吃早餐，身體脂肪就會逐步減少，簡直是最適合減肥的方法了。甲田醫師也非常贊同：「隨著體質的變化，體內的能量會利用方法改變，最後讓體脂肪逐漸減少。」

4 排除宿便：淨化百病之源——混濁的血液

我清楚記得日本最具權威的瑜伽指導者——沖正弘老師的教誨：「生命就是IN和OUT！」簡單地說，就是「吃進來的，就該排出去。」

這也呼應了甲田醫師的指導：「首先，我們必須優先考慮『放出去』的問題。就像搭車一樣，先下後上。如果有人還沒下車、乘客就急著上車，就會引起混亂。同樣地，體內堆積的廢物明明還沒排出，卻一直攝取新的營養進來，體內就會產生混亂。混濁的血液在體內四處循環的混亂下，正是造成各種疾病的根源。」

自然醫學專家森下敬一博士也如此斷言：「百病之源就是髒污的血液。」換句話說，就是「骯髒混濁的血液會引發各種疾病」。

我們便可以進行三段論證：「淨化血液、百病即癒」；而血液淨化的最佳方法為斷食；由此可知，斷食是醫治百病的妙方。

百病元凶——最可怕的老舊廢物「宿便」

斷食能排除老舊廢物，其中最大的功能就是排出「宿便」。

宿便是最可怕的老舊廢物，起因為暴飲暴食造成腸內的廢物堆積，如此一來會造成腸麻痺，也就是俗稱的便祕。宿便的毒素經由腸壁吸收、進入體內，引發各種症狀。

「於是，宿便最終成為心肌梗塞或腦中風、癌症、自體免疫性疾病、異位性皮膚炎等各式各樣疾病的元凶。」（出自甲田醫師）

而宿便的毒素會遍布全身、引發百病，追根究柢便是過度飲食造成。那麼要如何能不堆積宿便、或將之清除呢？老實說，斷食是最好的方法。

「藉由長時間不攝取任何食物，腸子能運作得更活躍，增強自行排泄的能力。」（出自甲田醫師）

5 排出環境毒素：具有最強的排毒力

想要排出環境毒素，也可以應用「IN和OUT的法則」。

生命體具有自行將體內異物排出的功能，而且小至每個細胞皆是如此。若此時侵入人體的為毒物，就更不用說了。

而斷食能夠加速生命體的排毒作用，有效地將體內毒素趕出去。為了達到效果，首先必須暫時禁止攝取食物。這道理如同搭乘電車時上下車的順序，如果乘客一直待在車上或一直有人上車，就無法進行車廂內的清掃。

如今，我們的周遭充斥著各式各樣的有毒物質。首先就是醫藥品，大家絕對不可以忘記「藥即是毒」。

另外，還有農藥或食品添加物等有毒化學合成物質、水與空氣中的汙染物質等。還有多數人的盲點——住宅，大型建商的住宅幾乎都使用化學建材，當中會揮發出有毒的揮發性有機化學物質（VOC），散布在整個室內。

在日本三重大學醫學部坂下博士的實驗中，便將市售的合成洗髮精塗布在老鼠的背上，結果造成牠們嚴重掉毛、皮膚潰爛，更有三分之一的老鼠吐血而亡。

沒想到我們每天使用的洗髮精或護髮產品，竟可能會造成掉髮或皮膚潰爛的可怕毒物。現代人頻掉髮、分岔、禿頭、白髮會增加也是當然的了。即使如此，消費者仍然受到充滿說服力的電視或雜誌的廣告所矇騙，持續使用那些商品。

這些充斥於日常周遭的有毒物質，我們稱為環境毒素。透過斷食的排毒作用，能替我們排出積聚在體內的環境毒素。

斷食後，尿液中排出大量的農藥

甲田醫師以實驗證明了：斷食可引發「農藥排毒效果」。

日本高度經濟成長時期，在全國各地大量使用了有機氯劑農藥。當中的代表就是劇毒ＢＨＣ（除蟲劑），這種農藥一旦進入體內，就會屯積在脂肪裡。

「脂肪內一旦屯積了農藥，就會有好幾年都無法排出體外。許多生活在那個時

代的日本人，體內或許到現在都還屯積著有毒物質ＢＨＣ。」（出自甲田醫師）

一九七三年，甲田醫師與神戶大學醫學部公共衛生學的喜多村教授合作研究，進行斷食對ＢＨＣ排毒效果的實驗。結果發現「實施斷食療程後，測量出受驗者的尿液中，排放出了大量的ＢＨＣ」。斷食引發體內脂肪被分解為酮體，連帶讓潛伏在脂肪內部的ＢＨＣ被排泄出來。

其他環境荷爾蒙還有戴奧辛和酚甲烷（塑膠添加物，又稱為雙酚Ａ），都會以環境毒素的身分侵入我們體內。

「腸胃功能不好的人就不用說了，因為暴飲暴食而堆積『宿便』的人，自行排出入侵體內的環境荷爾蒙能力明顯不足。」（甲田醫師）

那是因為毒素一旦進入脂肪後，就不容易將之排出。然而，甲田醫師認為那些毒素可以像ＢＨＣ一樣，藉由斷食排出體外。讓脂肪被「燃燒」，積聚在體內的毒素應該就會隨著尿液或糞便被排出體外。

已經有不少研究（像是九州大學的研究報告）證明：「大量食用生菜或綠藻等食物，可以排出體內的戴奧辛。」因此可知食用膳食纖維可促成排毒效果，而膳食纖維似乎能讓斷食的排毒效果更加分。

6 啟動自我溶解機制：分解、排出體內作怪部位

「斷食給身體帶來的變化當中，值得一提的就是自我溶解機制。」（甲田醫師）

乍看之下，「自我溶解」是有點難以理解的詞彙。一言以蔽之，就是身體的細胞回歸成血液的現象。

可以先這樣解釋：「食物」會轉變成「血液」再成為「肉」。而斷食會造成飢餓狀態，反轉這條生成線。「肉」或「骨」等體細胞，是經由紅血球製造而來；然而，因斷食造成「食物」的供應短缺，會讓「肉」或「骨」等體細胞回復為「血液」（白血球）。

「實施斷食、斷絕任何營養成分進入後，身體會開始尋覓體內可以作為營養的部分。於是會開始從對維持生命沒有絕對必要的組織下手，取得營養、轉換為能量。

這就叫做『自我溶解』。」（甲田醫師）

淨化血液，改善阻塞的動脈硬化

接著，甲田醫師以血管為例：「這是最好懂的例子，血管是會返老還童的。」對患有動脈硬化的患者，如果實施斷食療程，會產生什麼樣的現象呢？

大部分的動脈硬化患者的血管內，會有濃濁狀的物體沉積。膽固醇持續附著，形成動脈粥狀瘤（Atheroma）。就像橡皮水管內附著的那一層黏糊糊的物體，這樣的情況下，血液循環當然會變差。

此時，如果實施斷食的話……「身體會轉以血管內的『動脈粥狀瘤』作為能量的來源。在斷食期間，『動脈粥狀瘤』會持續被拿來利用，最終會清掉血脂、潔淨血管。」（甲田醫師）

有人曾經這樣說過：「不論是百病或是老化，都是從血管開始。」血管如果阻塞，循環就會變差。如此一來，養分與氧氣的搬運、老舊廢物的代謝等，都會無法順利運作，因而助長癌症等各種病灶的生長。

血管回春，身體也回春！

動脈硬化的患者特徵是四肢冰冷。我們曾邀請血液循環不好、而經常感到四肢冰冷的人，實行斷食療程，結果他們馬上就感受到雙腿逐漸回溫。這種現象，可以說是血管內正在進行自我溶解的證明。

一旦血液循環獲得改善，百病自然能不藥而癒，所以才說：血管如果回春，人體也會回春。行文至此，我想各位讀者應該能夠理解到：斷食不但能醫治百病，同時是回春妙方。

而斷食導致的身體組織自我溶解機制，當然不是只有發生在血管內部，而是在整個體內。典型自我溶解的例子，就是脂肪組織。斷食讓身體變得比較緊實，就是因為脂肪組織產生自我溶解所造成的。

實施斷食後，我很常看到腸沾黏產生剝離，肉疣等腫瘤消失等案例，甚至還有癌症病灶縮小的例子，這些都是自我溶解機制的作用。

7 活化基因：防止老化、喚醒沉睡基因

「豐裕的飲食生活會加速老化，讓死亡提早到來。」（出自《人類不吃也能活》〔人は食べなくても生きられる〕，暫譯，山田鷹夫著）

斷食能夠活化人體的基因，典型的一個例子就是長壽基因（Sirtuin）。這種基因透過卡路里限制實驗中證實，具有防止老化的作用。而長壽基因的存在，同樣證實了自古以來瑜伽所教導的理念。

當今科學也證明了，減少食物的份量能夠讓其他基因回春。由美國加州大學的史賓德勒（Stephen Spindler）教授所主導的老鼠實驗中顯示，有十九個基因能夠因此「回春」。

實驗對象是相當於人類九十歲高齡的老年老鼠。實驗一開始，每隻老鼠會給予

九十五大卡的飼料，長達一週的時間。但在接下來兩週，食物熱量會減為八十大卡（八十四%）；再接下來的兩週更減為五十三大卡（五十六%）。

在這個為期四週的減食實驗中，老鼠體內的十九個基因被活化了，而這些基因都是能夠防止老化現象的基因。因此廣義來說，那十九個基因可說是「長壽基因」的夥伴。

喚醒沉睡的基因

斷食，同時能喚醒許多其他沉睡中的基因。

舉例來說，一九九六年在英國愛丁堡羅斯林研究所（Roslin Institute）中誕生了世界第一隻複製羊「桃莉」。這樣的技術稱為體細胞複製，將另一隻羊的乳腺細胞分化培養，再植入代理孕母的子宮內生長發育而成。體細胞回復到最初的「受精細胞」的現象，稱為「再程序化」（Reprogram）。

其中的實驗操作關鍵，就是「斷食」。培養乳腺細胞的數週間，在其中一個星期，將培養液的養分濃度急遽下降到原本的二十分之一，讓細胞「斷食」。神奇的是，在飢餓感的衝擊下，竟然喚醒了細胞內原本沉睡的基因，開始生成體細胞並增生，最後成長為一頭羊。斷食，竟然可以為生命帶來這麼戲劇性的變化。

在我們實行斷食療法時，也有可能會激發原本沉睡的基因。我認為，斷食會突然改變體質或改善重症的原理，或許和基因療法有異曲同工之妙。嚴重的病症之所以會產生急遽的變化，也有可能是因為喚醒了原本沉睡的基因之故。

8 增強活力：越餓就越有精神！

「進行斷食，肚子會餓到四肢無力吧？」我相信，大家會忍不住這樣想。但是甲田醫師卻舉出了一個有趣的案例。

「二次大戰後的全民巨星——職業摔角選手力道山，據我所知，他在世界選手權期間，會選擇比賽前一天晚上開始斷食。比賽當天，早、中、晚三餐都不吃，直接站上擂台。詢問原因後，他表示：『吃東西的話，會使不出力氣。』」

斷食後，會令人體產生短暫的活力。據說不少拳擊選手也使用這種方法，為了減輕體重，在接近比賽前，會在幾近斷食的狀態下，進行激烈的鍛鍊，並面臨十輪以上的殊死戰。如此驚人的活力，或許也是拜斷食療程所賜。

割稻比賽中，斷食半日者勝出

不吃早餐的甲田醫師，年輕時常跟習慣吃早餐的哥哥進行割稻比賽。沒想到身為農夫的哥哥，在比賽中竟會先感到疲倦，而讓甲田醫師輕輕鬆鬆地勝出。「我的哥哥每每對此感到吃驚，因此在他舉白旗投降後，也開始嘗試半日斷食療法了。」

「越餓就越有精神，這才是真正健康的身體。」沖正弘老師如此說道。

「肥胖的人臉色經常都是紅潤的，但是只有臉部發熱泛紅而已，內臟周圍或血管內側常附著許多混濁的脂肪。幾乎沒有活力可言，不要說跑馬拉松了，就連健康地度過人生都有困難吧。」（甲田醫師）

9 提升免疫力：增加白血球與胸腺等重量

斷食能提升免疫能力，這也是自我治癒力的一種。野生動物便清楚了解到斷食能提高自癒力，所以受傷或生病時，會待在巢穴裡什麼也不吃，只是靜靜躺著等待復原。

其實，人類從自古以來的經驗中就已得知這個道理。像是在日本，生病的時候通常一整天幾乎都不吃東西，只喝清粥並且盡可能地休息，等待身體復原。而醫生也會主動建議這樣的修養方法。

但是在一八六〇到一八八〇年代、明治維新後開始出現「不給病人吃營養的食物，病就不會好」的觀念。

因為西方醫學與營養學傳入日本，社會大眾也普遍接受「不攝取營養，病就不會好」的「常識」。

追本溯源，會發現這個觀念來自德國慕尼黑大學教授、被稱作「近代營養學之父」的沃特博士。

然而，這種「重視卡路里」、「推崇肉食」的沃特營養學，是大錯特錯的。我們可以在前述的章節中，清楚明白個中緣由。事實上是因為吃過多東西，病症才無法痊癒，而越吃肉就病得越重。

增強人體免疫活性

斷食能夠提升免疫力。許多人在斷食之後，會發現疾病、傷口復原的速度會明顯加快。

九州大學的久保知春教授，也以實驗進行了佐證。在實行三天的半日斷食之後，證實了以下三種狀況：

❶淋巴球的免疫活性增加。

❷免疫細胞的白血球變多。

❸胸腺（Thymus，編按：人體免疫中，特別是細胞免疫的重要器官）與腎上腺的重量增

加，免疫力增強。

七十六%的人減少感冒，八十五%的人花粉症完全痊癒

甲田醫師也在臨床上證明了「減少進食能夠提高免疫力」。

首先，甲田醫院對所有來院的患者建議「吃七分飽」的少食健康法。在那些人當中，針對實踐少食健康法超過三年以上的三百名患者進行問卷調查，其中有二百四十七人回覆。

在回覆的問卷中，有七十六%的人回答：「感冒的次數明顯減少了。」由此可以證明，吃七分飽的少量飲食，讓身體的抵抗力明顯增強。其他也有許多人回答：「手腳受傷之後，傷口不會化膿，而且復原的速度很快。」這些也是免疫力增強的證據。

其他值得注意的是，有異位性皮膚炎、支氣管炎、過敏性鼻炎、花粉症等過敏性疾病的患者們，也因為吃七分飽的少食療程，而讓過敏的症狀大幅減少了。舉例來說，有八十五%的花粉症患者，表示自己完全不藥而癒。

甲田醫師針對此結果表示：「這些改變，都表示適應性免疫系統回歸到正常運作了。」

10 減少活性氧：阻止百病與老化的元凶

活性氧（Reactive oxygen species, ROS），是指人體內氧化能力非常活躍的分子，產自人體氧代謝量的二%。就如同鐵生鏽、物品燃燒都是氧化現象，而活性氧會造成我們的器官或組織等部分氧化、造成損傷，我們稱之為氧化毒物。

據說，有九成以上的疾病都是活性氧所引起，而最常見的人體老化現象，也是活性氧引起的氧化現象所造成。甚至可能是造成癌症、動脈硬化、阿茲海默症等疾病的導火線。

呼吸所攝取的氧氣，大約有二%會形成活性氧類，這是由於激烈的運動或勞動，吸入過量的空氣所造成，因而讓身體快速氧化、生病、老化。有一說法，職業運動員的壽命，平均比一般人要短一成，就是由於他們攝取了過多的活性氧。

而實施斷食療程，就會減少體內的活性氧量。

實驗結果顯示，光是不吃早餐的半日斷食（在不吃消夜的前提下），就可以讓氧氣的代謝量減少十三%。如此一來，就能防止疾病及癌症發生的風險，甚至是減緩老化。

至今曾描述過有關斷食的十種功效中，不只能夠治療疾病，還能提升生命力、精神力。除此之外，還能防止老化、保持青春，讓人們體驗生命的美好。

2

啟動人體「特效藥」，修復疾病的生命奧祕！

「找出適合自己的斷食法，試看看！」

斷食能夠抗病、提升自癒力，在現代社會中，已經是種普及的常識。斷食更是人類自古以來就在身體力行的療法。我們可以從英語「早餐」（Breakfast）的語源中看出，就是「終止」（Break）「斷食」（Fast）的意思。

日本在江戶時代（一六〇三至一八六七年），一天吃兩餐是再普通不過的事了。之所以會在明治時代後轉變為進食三餐的習慣，也許是因為沃特營養學的卡路里至上主義傳入的緣故。這當中我認為隱含著資本製藥主義的陰謀——為了大量產生過度飲食、暴飲暴食的病人。

「現代的醫學之神是『死神』。」、「如果有九成的醫療從地面上消失，人類就會健康、幸福又長壽。」這是被稱為美國良心名醫的羅伯特·曼德森所說的話（出自《一個醫學異端分子的自白》〔*Confessions of a Medical Heretic*〕，暫譯）。

輕鬆體驗半日、一日、三日斷食

我曾經體驗過為期一週的「半斷食課程」，由推廣「糙米餐」聞名的蒼玄團隊所指導（編按：在日本為知名的「蒼玄流半斷食」）。課程中也包含進行鍺溫浴排毒（編按：浸泡在含有微量元素鍺的熱水中，有促進新陳代謝等功效），在溫水浴湯中，竟然只浸泡手腳就會開始出汗。

療程中，一天只吃一個糙米握壽司（雖然空腹對我不是什麼大問題，但是要禁酒一週就比較辛苦了……）。一週後，體重從七十公斤減到六十八公斤，身體也變得輕盈而有活力。

斷食還有很多種不同的方法，以下會依序介紹。

・**半日斷食（輕量斷食）**：不吃早餐即可，這是最簡單的方法，而且效果也很不錯。甲田醫師本人也相當推薦，是可以持續一輩子的少食健康法。

・**一日一餐**：這是我的生活方式，實行後身體會感到非常舒暢。近年來實行一日一餐的人數變多了，據說日本知名導演北野武先生也是一天只吃一餐。如

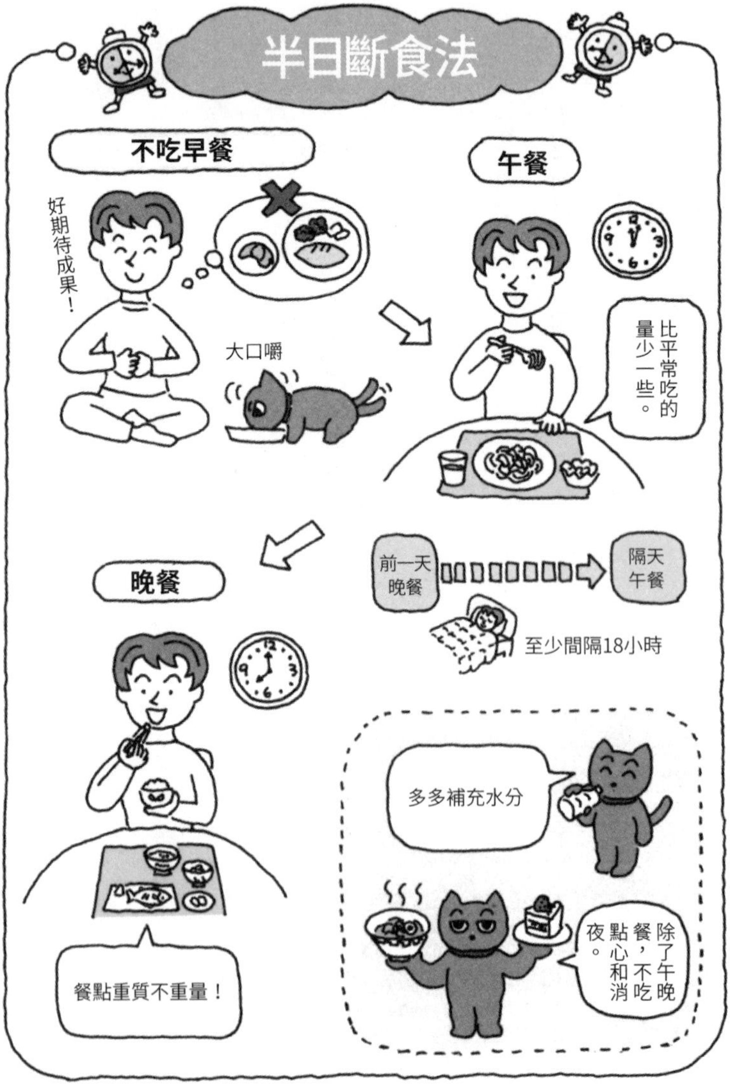
半日斷食法
不吃早餐
好期待成果！
大口嚼
午餐
比平常吃的量少一些。
前一天晚餐
隔天午餐
至少間隔18小時
晚餐
餐點重質不重量！
多多補充水分
除了午晚餐，不吃點心和消夜。

果跟朋友出去旅行時，我就會配合一天吃三餐，但身體就會覺得比較沉重。

常常有人問我：「如果要實行一天一餐的斷食法，那要什麼時候吃呢？」我的回答是：「肚子餓的時候。」不過，建議大家保留空腹二至三小時的「期待時光」，因為「空腹感才是最佳的『營養來源』」。

如果不是特別餓，吃飯時間最好在傍晚時分。而晚上睡覺前兩個小時最好不要進食，因為肚子堆積了食物，多少會妨礙到睡眠。

- **三日斷食**：本書主要推薦的方法，在家裡也可以進行（將一日斷食法拉長為三日，可參考下頁漫畫）。
- **七日斷食**：可以在家進行，但是如果意志力薄弱，在恢復進食時可能發生吃太多的「意外」。最理想的狀況，是在專家的指導下進行，比較安全。
- **二十日斷食**：這樣的日數，曾是一般斷食療法的正常日數，但是現代人體力較弱，目前大多會安排成近兩週的時間（建議在專家指導下進行）。
- **水斷食（本斷食）**：最古老的斷食法，斷食期間僅補充水與鹽分，建議要有專業指導者，專業指導下一次實行七天也沒什麼問題。

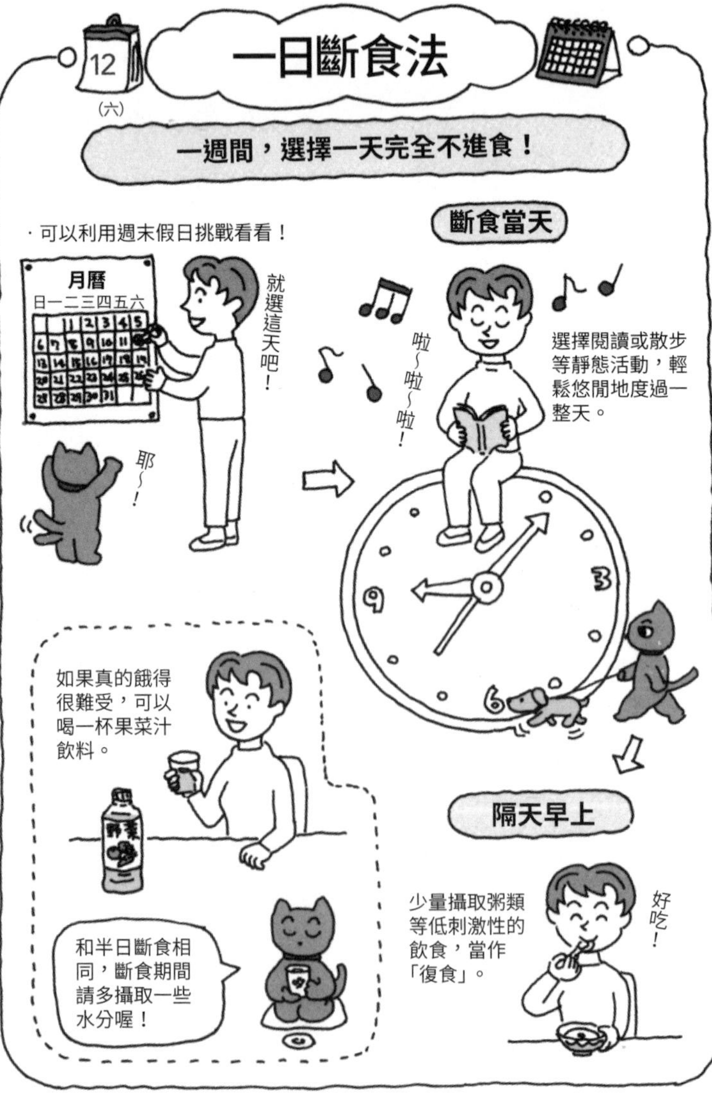
12
(六)
一日斷食法
一週間，選擇一天完全不進食！
·可以利用週末假日挑戰看看！
月曆
日一二三四五六
就選這天吧！
耶～！
斷食當天
啦～啦～啦！
選擇閱讀或散步等靜態活動，輕鬆悠閒地度過一整天。
如果真的餓得很難受，可以喝一杯果菜汁飲料。
和半日斷食相同，斷食期間請多攝取一些水分喔！
隔天早上
少量攝取粥類等低刺激性的飲食，當作「復食」。
好吃！

・**蔬菜汁斷食**：僅攝取蔬菜或果汁進行斷食，對身體來說相當輕鬆。
・**酵素斷食**：只補充身體所需的酵素進行斷食。有許多醫師認為，這種方式比水斷食要有效（詳情參照第三章）。

不管用什麼斷食方法，最重要的部分是自我心理調適。若是懷抱不安或恐懼感是無法進行的，只會得到負面的效果。

最重要的關鍵是，**要心懷期待地想著：「這樣能讓身體更健康」、「我會變瘦」等正面的意念，再開始實行斷食**。另外，如果在斷食期間感到有所遲疑，請及時停止療程才是明智的做法。

復食最危險，找一個專業指導者

斷食最重要的時刻，其實不是在斷食期間，而是在「復食」的時候。我陳述過這是治療百病的妙方，但是應有的認知是：其中也伴隨著危險，而「意外」經常是

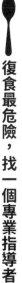

發生在復食期間。

我在二十九歲時，曾在家裡自行實踐為期三天的完全「水斷食」。因為聽別人說過：斷食最痛苦的時間是在第三天。當時，正在學習瑜伽的指導者剛好推薦了我這個方法，所以我決定體驗看看。

到了第三天，肚子真的非常餓，整個晚上都因為肚子太餓而睡不著。半夜我實在餓到受不了、起床喝水時，可以感覺到自己的腸胃真的「很開心」，應該是錯把水當成食物了吧！不久之後，胃發現那只是水，好像很傷心地不停咕嚕咕嚕叫，那時我才真正體會到所謂的「肚子裡的蟲在叫」（編按：比喻腹鳴）。

但是，以第三天為分界點，這股空腹感竟不可思議地平靜下來了。開始出現頭腦異常清晰，記憶力提升等好現象，身體變得輕盈。

接著，開始排出宿便，身體變得越來越輕巧。不過，也有人會出現嘔吐或腹瀉等「好轉反應」（編按：體質改善過程中暫時產生的惡化現象），這是身體在復原期會出現的特殊症狀。度過這個時期，身心就會逐漸變得爽快。

但是終止斷食後，最重要的時期才要開始。**復食的時間，必須是斷食時間的兩**

倍。消化系統會因斷食而處於休息狀態，如果這個時候開始大吃特吃，是極為危險的，甚至有可能喪命。為了避免意外發生，**時間較長的斷食一定要在有指導者的管理下進行才行**。

我在復食時，一開始會先用湯匙慢慢啜飲糙米清粥，然後再吃一些梅乾。一開始就算再想吃東西，還是必須將食物克制在很少量。

「專科醫師舉證的斷食神奇功效」

斷食到底能治好什麼樣的病呢？接下來，讓我們來看看實例吧。透過專業人士的建議，應該能讓讀者更有信心。

推崇斷食療法的專科醫師菅野喜敬醫師（編按：日本自然療法權威、Saint Clinic 院長）曾如此斷言：「酵素斷食是可以在自家進行的斷食。而且日本酵素權威博士、鶴見診所的鶴見隆史院長，在斷食道場實行後也獲得相當成效，可說是一種安全的斷食方法。」

菅野醫師曾經以斷食療法成功改善了五百到六百名因各種疾病所苦的病患。「世界上沒有比斷食更有效的方法了！」他如此說道。

「斷食本身就是好事，沒有收到效果的人反而少見。與其進行水斷食，像酵素斷食那樣攝取一〇〇至二〇〇卡路里的有益食物，病反而容易好。居家斷食建議天數約在三天即可。為期一週的斷食若執行方法不當，反而會轉為醫師的責任。實施斷食後，會提升免疫力、排毒能力；斷食超過一週，則會增加淋巴球。長期斷食是有效的，或是可以一再重複進行斷食。」

菅野醫師周邊瀰漫著仙人般的氛圍，悠悠地說完上述的話語。接著，他開始述說著曾在日本東大醫院目擊令人毛骨悚然的治療。

「乾癬只要斷食就能改善症狀，然而在東大皮膚科，患者卻必須接受難以置信的治療。一般的治療方法是使用抗過敏劑、抗組織胺和類固醇藥物。但是，一到東大的皮膚科，卻發現他們竟然是使用正式的免疫抑制劑！那是在類似腎臟移植患者身上使用的，實在是讓我大吃一驚啊……！

因為免疫抑制的效果，所以短時間內症狀的確較為改善了，但是持續使用的話，人體會變得依賴、成癮性比類固醇還強得多。

畢竟是器官移植時使用的免疫抑制劑，使用較久的患者持續服用兩年後，就離不開那種藥了。於是，可能造成多重器官衰竭，出現不得了的副作用。最後，要停藥也不是，不停藥也不是。感覺自己的世界好像變成地獄一般，只能一邊掙扎，一邊邁向死亡。」

為何不找出疾病的源頭？

菅野醫師繼續說道：「為什麼西方的醫療總是對症下藥，卻絕不追尋疾病的源頭呢？治療症狀，雖會讓身體症狀、診查檢驗、病人自身感覺暫時好轉，但再怎麼說都是暫時的……。西方醫學就只是這樣「救急」，沒別的了。在西方醫學中，不論是慢性病、生活習慣造成的疾病、癌症、相關療法當中，完全沒有能夠根除的治療方法！

而且不只這樣，反倒還用破壞免疫力、自然療癒力、生命力……這種『破壞』的方式，暫時讓身體感覺比較好而已，效果就像打麻藥一樣。雖然我也是醫生，但還是覺得這樣做實在很笨……。」

無法發表的斷食成效

當我持續深入採訪後，有一名內科醫師Y醫師要求匿名，並告訴了我令人吃驚的事情。

「之前我看過多位洗腎患者，都是因被各地醫院的腎臟科、泌尿科診斷需要洗腎，但無法接受而前來諮詢。他們從日本各地湧入我工作的醫院。經過血液檢查後，發現他們全部的尿中肌酸酐等數值，都剛好位於『需洗腎指標』的位置，如果有自覺症狀就會自行進行透析。

但是前來就診的七到八成患者，竟然在採取斷食療法的一個月後，症狀就不見了。腎功能、腎排泄物或肌酸酐值全都變正常了，已經不再需要洗腎。偶爾也會有剛開始洗腎的患者前來就診，約有一半的人、在採取斷食療法後一個月內停止洗腎。不過，當醫師想要將這些結果發表到學會時，卻被教授阻擋，而且光只是看到演講的主題就被回絕：『我不認同你的看法！』這個觀點似乎到現在都還不被接受。」

驚人康復！
「從感冒、腹瀉到疲勞……」

以下是我訪問菅野醫師、平川郁小姐（日本靜岡「熱海斷食道場」代表）的內容，並加上甲田醫師的說明。藉由三名斷食指導者的見證，相信可以讓讀者們更加了解斷食如何抗百病，並感到驚奇不已。

▼感冒：「只要斷食，不靠吃藥，免疫力讓你徹底康復！」（菅野醫師）

「感冒馬上可以治好。我通常在進行『洗腸』後實施半斷食，免疫力會因此上升。又因為吃的東西相當少，進而啟動自然療癒力，排出對身體不好的東西，留下好的東西。我認為，改善感冒也可試試洗腸方法喔！」（平川小姐）

平川小姐所提到的「洗腸」是不使用藥物的洗腸法，屬於「灌腸」的一種，能將腸道清乾淨並提高斷食的成效。

▼腹瀉、腹痛：「建議實踐斷食並飲用大量的水，或可適量喝些鹽水，就可以馬上改善。」（菅野醫師）

「感冒、腹瀉、腹痛等類似疾病，可以試試三天斷食，不要說七成痊癒，症狀幾乎都能改善。雖然，也要視疾病產生的原因來處理，不過普通的食物中毒、吃壞肚子都可以試試。」（平川小姐）

▼倦怠：「這個嘛……雖然斷食也會引起暫時的倦怠感啦……但是三日斷食後奇蹟就會發生。有倦怠、過勞等狀況只要試試斷食、多休息，三天左右就可以感覺到效果。」（菅野醫師）

「若是感到輕微發燒、頭很重、倦怠感等莫名不適，可以試試半日斷食兩天。半日斷食時，吃一口要咬兩百下，早餐只喝飲料（例如梅醬番茶。編按：番茶為綠茶的一種，利用整枝葉片烘培製成。梅醬番茶，即在番茶中加入適量的酸梅和醬油），有時會吃些以糙米粉煎成的仙貝。平常的糙米蔬食大約是三百到五百大卡。雖然只吃這些食物，卻要

花上一個小時喔！吃飯時間大約是中午十二點和傍晚六點。」（平川小姐）

▼**骨折**：「如果因為交通事故等原因造成骨折，有縫合傷口的時候，我也會建議斷食三天。」（菅野醫師）

頭痛、便祕、香港腳……試試斷食療法

▼**頭痛**：「斷食是最好的方法，只要持續採取三日斷食，就可以感覺輕鬆許多。」（菅野醫師）

「如果是普通的壓力、過勞引起的頭痛，半日斷食就能改善。尤其是頭痛源自於食品添加物時，引發頭痛理由是化學物質進入體內引起的反應。」（平川小姐）

▼**齒槽膿瘍**：「斷食可以治好齒槽膿瘍的腫脹，實踐三日斷食後會改善不少。因為這是炎症，斷食多半能改善炎症。」（菅野醫師）

「像齒槽膿瘍這種炎症，斷食三日、七成的患者會痊癒。」（平川小姐）

▼**便祕**：「斷食對便祕很有效，同時加上飲食療法，均衡攝取含纖維素的食物。

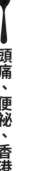

很意外地，其實中藥對於改善便祕同樣有效。」（菅野醫師）

「便祕是生活習慣的問題，三天內要治好是不可能的事。而且，便祕是慢性病的源頭。在進行斷食後的自我照護是很重要的。」（平川小姐）

▼**痔瘡：**「斷食也有助於改善痔瘡的炎症。炎症是堆積的汙血，所以實施斷食很有改善效果。但是光三天是不可能立刻痊癒的，所以要偶爾進行三日斷食或是重複實行一日斷食。」（菅野醫師）

「痔瘡是日常生活的飲食問題所造成，像是會造成身體產生炎症的暴飲暴食、肉食、太油或甜食等習慣。所以，真正可怕的還是食品添加物吧！」（平川小姐）

▼**香港腳：**「若是能進行斷食，是最棒的！只要實行斷食約十天就能改變體質、使真菌無法棲息，改善香港腳。」（菅野醫師）

「斷食之後，在大約第三天時，香港腳的症狀會暫時加重，這是好轉的反應。顯示毒素正在排出，大約斷食七天，會覺得香港腳症狀獲得緩解。」（平川小姐）

終結「異位性皮膚炎、花粉症、氣喘等困擾」

▼**過敏疾病：**「這和宿便有關係，因為腸內的宿便異常發酵（腐敗），產生有害物質、壞球菌和真菌增生，傷害腸壁的黏膜而引起炎症。當食物和過敏原一起被吃進肚裡、到達腸子時，就會從受傷的腸黏膜侵入體內，引起異位性皮膚炎、氣喘等過敏症狀。藉由半日斷食排出宿便，腸壁的傷口或剝離康復之後，過敏原就不會侵入血液循環，而被阻隔在外。這就是過敏的『關門治療理論』。」（菅野醫師）

「我認為光是靠改善食物的攝取，想要完全治療過敏是有困難的。當然食物很重要，但像空氣就更加重要了，病態建築症候群（Sick building syndrome，或譯病廈症候群。編按：容易發生在氣密性良好的密閉空調建築物中，主要症狀包含眼睛鼻子過敏、頭痛，以及容易疲倦、咳嗽、氣喘等）就是這樣的狀況。」（平川小姐）

▼**異位性皮膚炎：**「斷食是最棒的方法，滿臉痘痘也能改善。」（菅野醫師）

「只要不吃早餐，症狀就會大幅減輕。在異位性皮膚炎患者當中，甚至有非常多人康復後皮膚好到認不出來。應該要極力避免動物性脂肪和動物性蛋白質，這些都是造成腸道內異常發酵的最大原因。另外，飲用蔬果汁與溫冷浴也相當有效。」（甲田醫師）

▼**花粉症：**「如果有認真實行半日斷食，效果是很明確的。進行斷食後的隔年，就算遇到花粉瀰漫的季節，也不用再為過敏症狀所苦了。」（甲田醫師）

「最大的原因在食物太甜與食品添加物的存在喔！」（平川小姐）

▼**氣喘：**「這是斷食療法所能治療的疾病當中，最讓我感到得意的一種。如果感覺到氣喘快要發作，就減少食物量，或是食用清粥類食物約二到三天。想要根治氣喘，就要實行半日斷食並減少食量，並且食用生菜。如果從根本改善虛弱的體質，氣喘就能痊癒。過量的飲食是氣喘的導火線。利用溫冷浴或裸療法（編按：透過反覆穿脫衣物，加強皮膚對冷熱的感應能力、加強新陳代謝）讓皮膚充分呼吸，也能對免疫強化有所幫助。」（甲田醫師）

▼**乾癬症：**「是一種皮膚慢性疾病，也是嚴重的過敏反應。建議可以重複進行斷食，再加上使用飲食療法加熱出汗，甚至是配合中藥的使用，幾乎都能獲得改

善。」（菅野醫師）

代謝疾病患者，「正常值」卻認為「異常」

▼**高血脂症：**血液中的總膽固醇（TCH）超過正常值時，即稱為高血脂症。

「總膽固醇指數過高的患者，可以試試斷食療法。然而，國際間使用的總膽固醇正常值約在二四〇至二八〇之間，這是人體最健康的狀態。但是，日本政府所訂定的代謝基準卻是將二二〇以上視為『高膽固醇』。

只有日本設定了如此令人匪夷所思的診斷基準。膽固醇再怎麼高，斷食之後就會下降。然而，明明是正常的狀態，卻被貼上得病的標籤，還必須服用膽固醇的藥物。先不提副作用了，連要發揮主要的身體機能都有問題。如果數值原本就是在二四〇到二八〇之間，根本不應該再下降。」（菅野醫師）

「高血脂症，大約只需要實踐三天的斷食，就能夠改善許多症狀。但這段期間，如果配合藥物治療，身體是難以同時負荷的，我認為必須進行『斷藥』，也就是不再服用原本的藥物。體內的重金屬，會對身體造成許多負面的影響，而斷食能夠幫助身體排出這些重金屬，並提高人體的自然治癒機能。」（平川小姐）

▼高血壓：「我認為，血壓數值在一八〇左右都還ＯＫ，如果是在一二〇至一六〇時，醫生就會視為高血壓病患、進而提供藥物。我個人就算血壓到一八〇也不會吃藥，採取三日斷食的療程後，就都獲得改善。」（菅野醫師）

▼腦中風、心臟病：「這兩種病症都是由於血管阻塞所引起。只要活用斷食療法，就會有顯著的治療效果，甚至能夠達到清除動脈粥樣（血管壁上的髒汙）功效。」（菅野醫師）

「這兩種疾病，要回頭檢視體內宿便的屯積。只要透過斷食排泄宿便，就能夠改善由於血液循環不良所產生的疾病，甚至改善局部麻痺狀態。同樣的道理，斷食對於狹心症、心肌梗塞的患者也有奇效。」（甲田醫師）

「只要實際體驗過就知道，斷食對改善這些疾病具有奇效。在俄國，也有越來越多醫師選用斷食療法，作為心臟病患者的輔助療法。」（平川小姐）

▼甲狀腺疾病：「荷爾蒙失調的相關疾病，西方醫學目前還沒有有效的治療法。葛瑞夫茲氏症（Graves' disease，甲狀腺高功能症之一）與甲狀腺功能亢進症等荷爾蒙異常所造成的疾病，可以嘗試斷食療法恢復健康。」（菅野醫師）

▼尿崩症（Diabetes insipidus）：「我曾經遇過罹患這種病症的患者，只能以藥物控制每天的排尿量恢復正常值。尿崩症是由於腦下垂體缺乏分泌抗利尿激素（Antidiuretic hormone），抑制腎管的再吸收機能，所以會排出三至五公升的大量尿液。在西方醫學中，這種病症只有靠藥物控制，才能夠控制尿量減少，所以病患必須一輩子都依賴藥物。」（菅野醫師）

「奇效！狹心症、動脈硬化、肝臟疾病……」

▼心律不整：「造成心律不整的常見原因，有可能是因為血管阻塞。心律不整是藉由心電圖來判讀，醫生會憑藉著那條曲線，來判斷患者的心律及心跳速率。不

過，有些心律不整的患者，其實不需要特別吃藥。若是一看到『心律不整』四個字，就有『吃藥治療』的想法，未免也太奇怪了。」（菅野醫師）

「心律不整的患者，在實行半日斷食時，可以將生糙米打成泥狀，以『糙米漿』為主、進行少食糙米餐，進而改善暈眩、心悸的症狀。」（甲田醫師）

▼**狹心症、動脈硬化**：「首先建議由斷食、少食開始。最重要的是食療法。」（菅野醫師）

「只要實行半日斷食，就能有效防治動脈粥樣硬化、疏通血管，讓血液的流動更加順暢。」（甲田醫師）

▼**腎臟病**：「較常推薦實踐的斷食療法為三日斷食與七日斷食。」（菅野醫師）

「在現代醫療中，慢性腎炎是較難醫治的一種疾病。建議可嘗試半日斷食，像是不吃早餐、只攝取水分的半日斷食，能夠促進上午排泄大量尿液。斷食可以促進腎臟細胞的活性化，令患者回復身體機能。

飲食中攝取肉類，會令因細胞新陳代謝所產生的肌酸（Creatine）、尿素和含氮廢物等廢棄物質持續增加，為負責排泄的腎臟帶來莫大的負擔。以糙米為主的半

日斷食，能夠有效減少腎臟的負荷。」（甲田醫師）

「其實大多數腎臟病患者不見得有洗腎的必要。一旦進行血液透析治療，就可能一輩子無法擺脫。我建議嘗試斷食療法。」（平川小姐）

▼肝臟病：「肝功能低落，容易宿醉的人，可以嘗試三日斷食提升肝臟機能；或是進一步實行七日斷食。我以前曾經因此嘗試過十四日斷食，不過，是在專業機構中隔離進行的。」（菅野醫師）

「感覺身體沉重、容易累，甚至是易怒等情況時，都是肝臟機能疲乏的『鈍重肝臟』症狀。必須在日常生活中，嚴守飲食七分飽的原則。」（甲田醫師）

▼類風濕性關節炎：斷食療法對於類風濕性關節炎的療效，是由德國的巴赫（Bach）博士，於第三屆國際類風濕性關節炎治療學會所發表。斷食會引起以下的免疫反應，改善類風濕性關節炎的症狀：

❶提升免疫抗體（免疫球蛋白A〔Immunoglobulin A, IgA〕等）；

❷提升嗜中性白血球（Neutrophil）的殺菌活性；

❸自然殺手細胞（NK細胞）增加。

「類風濕性關節炎，我會建議重複兩次雙週斷食，才能夠見效。」（菅野醫師）

「至今有許多人，靠著斷食療法減輕了類風濕性關節炎的症狀。之前我曾集合十五名患者，舉辦過『斷食健康營』，結果全員症狀都有所好轉。只要清除體內宿便，關節的疼痛就會減輕許多。十五名患者當中，有六名曾經檢驗出腸內細菌異常，而在參加健康營，實行少食、斷食療法之後，六名中的五名患者，腸道菌叢都恢復正常，也大幅減輕關節的脹痛感。」（甲田醫師）

「類風濕性關節炎跟痛風，都可以嘗試藉由斷食療法改善。」（平川小姐）

「十五位糖尿病患者的斷食見證」

▼糖尿病：「其實就是利用食療法跟斷食。我曾經推薦胰島素依賴型糖尿病（第一型糖尿病）患者進行斷食療法，其中有十五位病患奇蹟似地康復。他們重複兩次雙週斷食的療程後，患者們都停用了四十單位的胰島素。在住院三個月之後，其相

關數值全都回到了正常的水平。

因此，我便將這樣的成果寫在論文中，結果教授看了論文，還指正我說：『菅野啊……從以前到現在糖尿病就是難以痊癒的疾病，你怎麼亂寫說治好了！』面對這番指責，我也只能苦笑以對。」（菅野醫師）

「糖尿病畢竟不是三、五天就能夠治好的疾病。但，斷食療法讓我的想法改變了。只要懂得餐餐不要吃到飽，就是痊癒的第一步。要知道，會得到慢性疾病，其實是身體提出警告：『你的生活方式出問題了』。」（平川小姐）

▼潰瘍性結腸炎：「若投藥治療，消化系統用的消炎止痛藥只有類固醇這個選項，長期使用會引起潰瘍，患者在走投無路的情況下，只好利用外科手術、切除腸子。而如果患者產生了抗藥性，醫院就得開出更強力的抗排斥藥物，結果造成大多數的患者都死於多臟器功能衰竭。

一旦藥物治療，人體的健康自然會受到影響。就算是使用了更強力的抗排斥藥物，難保總有一天會失去療效。不過，通常在服用藥物後，症狀一時之間會有所好轉，所以醫生會跟你說：『啊，看來快要好了～』實在是……。」（菅野醫師）

「發生消化系統的黏膜組織疾病，是身體出現警訊（症狀）的時候，應該立刻改變原本的用餐習慣，並且進行斷食。無論是胃或腸發生問題，皆是如此。」（平川小姐）

▼**失智症**：「對於失智症患者而言，適度地斷食和良好的溝通最為重要，這是為了讓腦部的營養成分正常運作。許多失智症都是由於腦部營養失衡所造成，其中又以過度攝取糖分為最大的凶手。唉，砂糖其實根本是「劇毒」，是形成百病的要素。喜歡甜食的人，較容易罹患失智症；而由於糖尿病患者的腦血管容易阻塞，也有較高機率併發失智症。」（菅野醫師）

「我認為，失智症與宿便之間是有關聯性的。雖然屬於間接性，但近年已經出現許多佐證的資料。此外，人體老化我認為也跟宿便有關。」（甲田醫師）

▼**肥胖**：「若有重度肥胖的女性前來就診，我會在進行斷食療法時，同步進行心理諮商，以消除患者的精神壓力。肥胖患者，有時候是靠暴飲暴食來達到心理與生理上的平衡……所以體重一恢復正常水平，很有可能會造成患者異常的精神壓力。」（菅野醫師）

「從重症到長年腰痛，被忽略的特效藥是？」

▼**重症，如全身性紅斑性狼瘡、貝賽特氏症**（編按：慢性發炎的全身性疾病）**等**：「在許多病例中，全身性紅斑性狼瘡、貝賽特氏症和多發性硬化症等病症，在現代醫學中被視為是極難治療的重症。因為缺乏有效的治療方法，許多患者都為了原因不明的症狀所苦。但是，我看過許多重症患者經由斷食療法、改善許多症狀。我認為，斷食是恢復健康的『特效藥』。不過，想要有顯著成效，我會建議實行「本斷食」（編按：天數不等的清水斷食，建議經由專業人員進行指導）。」（甲田醫師）

▼**慢性疲勞症候群**：「腎功能低落時會引發的慢性疾病之一，建議藉由斷食療法獲得改善。如果被診斷出罹患慢性疲勞症候群，在服用藥物前，可以先嘗試半日斷食療法。」（甲田醫師）

▼**身心症**：「身心症是由心理影響生理的疾病。許多患者在前來診療時，會發現他們體內囤積了許多宿便，因此引發許多令身心感到不適的症狀。無論是暴食或

飽食，都會令大小腸變形並引發腸麻痺。食物所產生的廢氣就會經常堆積在該區域，反覆地產生異常發酵，因而不斷地產生各種毒素、毒氣，從腸道吸收，刺激腦神經和肝臟等器官，進而造成頭痛、失眠、心悸、暈眩、局部泛紅等症狀。這些症狀都必須在排除體內宿便後，才能夠有所改善。」（甲田醫師）

「身心一旦失衡，很容易引發憂鬱症，許多人還因而導致味覺障礙。藉由斷食療法，能夠找回原本的味覺，並了解自己飲食中所缺乏的營養。」（平川小姐）

▼**胃潰瘍：**「壓力與暴飲暴食，是潰瘍惡化的主因。針對這類病症，我會建議試試半日斷食，選擇以糙米漿與青汁為主的素食。」（甲田醫師）

令人煩惱的腰痛，瞬間解除！

▼**腰痛、肩膀痠痛：**「因為實行半日斷食（輕量斷食），而大幅舒緩腰痛與肩膀痠痛的症狀案例，多到不勝枚舉。這是由於過量的食物造成肌腱僵硬、萎縮，簡單的半日斷食便能恢復原有柔軟度，得以抒解肌肉的痠痛感。」（甲田醫師）

「半日斷食，能夠有效舒緩腰痛與肩膀痠痛。人體每日的排毒量是固定的，所以肝臟、腎臟無法完全代謝掉的體內毒素，就會暫時囤積在盡可能離胃腸較遠的部位，那就是『痠痛感』的來源。」（平川小姐）

▼**膝關節疼痛**：「出現膝關節疼痛症狀的人，建議實行不吃早餐的半日斷食法。大多數的患者只要採取半日斷食，就可以刺激身體的自然治癒力、逐漸修復。此外，體重減輕也有助於減少膝蓋的負擔。」（甲田醫師）

▼**手腳冰冷**：手腳冰冷是百病的源頭，因為血液循環不佳所造成。

「四肢會感到寒冷，就是血液循環出了問題，而宿便的囤積也有部分影響。可以透過半日斷食、食用生鮮蔬果來改善。只要排出宿便，就能夠有效改善手腳冰冷的症狀。」（甲田醫師）

「患者可能因為飲食生活不正常，造成血管收縮，以及冬天食用容易使身體寒冷的夏季蔬菜所造成的。」（平川小姐）

▼**癌症**：「我曾經追蹤調查五十歲以上的慢性腸胃疾病患者，在參加過斷食道場約一千五百人當中，沒有一個人罹患癌症。斷食能夠打造不容易罹癌的體質，可

說是絕佳的預防癌症方法。因此，我在此大力推薦，就算只是為了預防癌症，每個人一輩子都要嘗試一次斷食的療效。」（日本知名斷食「生駒靜養院」所長寺井嵩雄先生，請參考第五章）

▼長壽：「『長壽的人，不管活到幾歲，食慾都非常旺盛，適量攝取肉類也沒問題。』不少人應該都聽說過這種說法。從結論上來看，能夠活到九十、一百歲的人們，胃腸功能應該比一般人要來得好，就算吃得偏多，身體也沒什麼大問題。只不過，這是我們所追求的長壽嗎？

食量大的人，就算活得老，晚年也經常患有失智症或臥病在床。要長壽又活得健康，就必須減少食物的攝取量，使宿便不易囤積。我認為，半日斷食就是預防老化、失智，通往健康長壽的道路。」（甲田醫師，參照《半日斷食的神奇療效》）

3

空腹的奇蹟！鶴見式「酵素斷食」療法

「漸進斷食，消滅癌症的三大要素」

鶴見隆史醫師（日本知名的酵素名醫、鶴見醫院院長），曾經斬釘截鐵地提出具有突破性的發言：「斷食可以治療癌症！」

鶴見隆史醫師，是日本首屈一指的酵素療法先驅，曾經協助許多患者執行療程，達到具體的效果。他所推廣的「酵素斷食」，能夠發揮消滅癌症的驚人威力。

所謂的酵素斷食，簡單來說，就是補充有「生命元素」之稱的酵素，並同步進行斷食的方法。創始人鶴見醫師指出，循序漸進才能夠達到斷食抗癌的成效。

以下是我親自訪問鶴見醫師的談話內容。

「壞的蛋白質」是癌症的誘因？

「斷食真的能夠治療癌症嗎？」

鶴見醫師：「斷食確實能夠改善癌症，但同時需要搭配補充維生素、改變生活習慣等。只是在這些療程中，斷食是不可或缺的基本項目。因為葡萄糖是癌症的誘因之一，而壞的蛋白質會使體內的葡萄糖大量增生。」

「『壞的蛋白質』？這個名詞似乎有點陌生？」

鶴見醫師：「那是被稱作『CDC6』（Cell Division Cycle 6，編按：被譯為細胞分裂週期蛋白6）的一種蛋白質。它有如媒介，會使得體內的葡萄糖大量增加。在這種狀況下，癌細胞會無限大的繁殖。因此，只要阻斷這種蛋白質，體內幾乎就不會產生葡萄糖了。」

「也就是說，斷食就是為了阻斷這種壞的蛋白質囉！」

低血流↓低氧↓活性氧↓癌症誘因

鶴見醫師：「還有另外一個因素，就是自由基（活性氧）。一般人都知道要『抗氧化』，『氧化』為何不好？因為活性氧的特徵，就是破壞血管內的『微循環』。」

「什麼是微循環？」

鶴見醫師：「一般來說，血管的九十三%都是微血管，動脈間的『大循環』頂多只占七%。而微血管的直徑，平均只有四微米的大小，裡面流通著負責運送氧氣、平均只有七．五微米的紅血球。通常，含氧量多的地方不會產生癌細胞的病變。」

「也就是說，低血流、低氧是癌症發生的原因吧？」

鶴見醫師：「通常『微循環』多的組織、含氧量也多，因此不會產生癌症的病變，這是癌症發展的特徵。這個理論，是由一九三一年獲得諾貝爾獎的瓦爾堡博士（Otto Heinrich Warburg，德國生理學家和醫生）所提出的，這種氧氣與癌症之間的關聯性，在醫學界統稱為『瓦氏效應』。」

「低氧的細胞不靠氧氣，而是利用葡萄糖的分解獲得能量。」

鶴見醫師：「就是著名的無氧醣酵解（Anaerobic Glycolysis，又譯厭氧酵解）。換句話說，『微循環』的血流變差、呈現低氧狀態的情況下，活性氧便會無限產生。無限產出的活性氧，便無止盡地殘殺細胞，並且血管會被破壞得千瘡百孔而形成出血。血液中因此流入葡萄糖、成為癌細胞的養分，而大量增生癌細胞。」

「活性氧大量的供給癌細胞養分，就是癌症好發的原因啊！」

鶴見醫師：「沒錯，的確如此。由『微循環』惡化引起氧化開始、形成誘因，然後癌細胞就不斷分裂增生。」

紅血球或脂肪分解能排除毒素

「最有效易懂的方法就是『酵素斷食』嗎？」

鶴見醫師：「是的，利用斷食就可以做到。總而言之，『微循環』差，就是指血液呈連結狀（Rouleaux Formation，因像錢串起來的樣子，又稱為錢串構造），紅血球緊密地相連一起。利用斷食可以化解這樣的狀態，隨著空腹將毒素全部排入腸內。當然，利用的斷食方法是可以喝水的。如此一來，便能將連結狀的紅血球打散，把毒素排進腸內。一般的斷食法只有飲水和攝取少量的鹽分而已，按照這樣的方式，理論上可以實行三個半月是沒問題的。」

「真厲害，這麼有效。」

鶴見醫師：「利用斷食，將連結狀的紅血球打散，讓毒物經由尿液或進入迴腸的宿便，再全部排出體外後，便能代謝脂肪分解成能量，而產生代謝物酮體。產出的能量會逐漸使脂肪細胞變小，也就是逐漸恢復正常化。而長期累積下來的脂肪跑到哪去了呢？在代謝氧化後會先進入大靜脈、冠靜脈，然後進入迴腸形成『糞便』排出。」

「原來如此，最後就是排毒淨化了。」

補給去除活性氧的養分

鶴見醫師：「人體在一天中約有一兆個細胞被破壞，也就是說一秒內約一千個細胞瓦解。而且，破壞掉的細胞全部會變成『糞便』排出。藉由斷食，逐漸排出毒素及被破壞的細胞，並且讓身體可以攝取好的食物。雖說是斷食，但還是可少量攝取果汁等流質物，幫助身體產生好的細胞。抗氧化物質可以吸附活性氧，因此若是攝取可清除活性氧的食物，同時少量飲食的話，最後體內癌細胞就會自行凋亡（Apoptosis）。」

「之後，活性氧便會逐出體外。」

鶴見醫師：「是的。癌細胞失去活力，逐漸死去。所以簡單的說，就是透過體內環保，使癌細胞『凝固』鈣化，或隨著糞便、尿液二種方式排泄掉。」

「不愧是鶴見理論，清楚明瞭。」

鶴見醫師：「所以，想要抗癌、防癌就從斷食開始吧！這也是我一直提倡從根本消滅癌症的做法。」

此外，對於三日斷食的方法。鶴見醫師表示：「若是想要透過三日斷食，就想讓七成的疾病痊癒，這樣的論點其實不夠詳盡。畢竟，三天治病是不可能的。進一步來說，三日斷食雖然身體狀況會變好，但應該仍在復原中。」

「防堵有害的脂肪細胞激素」

鶴見醫師曾表示：「因為脂肪中潛藏大量病毒或病原菌，也會產生更多有害的細胞激素（Cytokine）。」

令人訝異的是，脂肪中藏著病原菌，若以斷食分解脂肪的話，潛藏體內的病原菌，會以「脂肪毒」的形態排泄掉。這時會引發各種症狀，就是我們常說的好轉反應。

而且，脂肪細胞中還會分泌出各種物質。最有代表性的就是稱為脂肪細胞激素（Adipocytokine）的活性物質，那是脂肪本身的荷爾蒙物質。斷食時，那些激素會由脂肪細胞中大量釋出。一九九六年發現到脂肪細胞激素，是近年來所發現的活性物質中較新的一種。

經由斷食，可一併排出這些由脂肪中排出、常被稱為「脂肪毒」的毒素，以及潛藏的病原體。

藉由分析「脂肪毒」，我們可知以下三種脂肪激素的分泌與疾病間因果關係。

❶PMFα（Peptide Mass Fingerprinting Alpha）：易形成糖尿病。

❷血管緊縮素（Angiotensin）：罹患高血壓。

❸蒼白血栓（Pale Thrombus）：造成血栓。

「這些有害的脂肪細胞激素，幾乎都是在脂肪細胞內出現的。此因果關係，直

到二〇〇〇年才被證實。」（鶴見醫師）

第三天出現最嚴重的好轉反應

「斷食會破壞脂肪細胞，三天正是壞東西瓦解的開始，那時症狀會最為嚴重。全部的毒素細胞呈漩渦狀，由尿液或糞便排出。因為是毒素、廢物，所以這期間會引發很嚴重的發炎反應、嘔吐及頭痛。這時期的症狀，會讓病情看起來反而變得更嚴重了。」（鶴見醫師）

這就是所謂的好轉反應，也是患者難以克服的過程之一。

「不過，有許多人常說：『一整天不吃東西，會造成低血糖，對身體很不好』、『請多補充葡萄糖』……卻一點也不了解脂肪能量的酮體原理。人即使只有飲水，酮體也會轉而成為腦所需的能量。千萬不要以為『只有葡萄糖才可以轉化成能量』。」

「模仿野生動物」的鶴見式酵素營養學

鶴見醫師的著作《「酵素」之謎》（「酵素」の謎，暫譯），是一本易讀的好書，以下會介紹該書的重點內容。

首先，我們應該了解酵素到底是什麼？酵素有六個特徵：

❶**第九大營養素：**酵素由於比維生素等元素發現的較晚，因此被稱做「第九大營養素」。

❷**四十八度C滅亡：**因為主成分為蛋白質，若以四十八度C以上的高溫加熱的話，則會產生熱變化而營養流失。所以，攝取酵素的餐點，以不用加熱的生食為佳。

❸**可分為二大類：**酵素分為身體自成的「體內酵素」，和從食物攝取而來的「食物酵素」二種。

❹**一種催化劑：**「酵素」可以催化細胞的生命力，是一種催化劑，用以促進各

種特定的生化反應。一種酵素只能催化其特定的一種或某些少數反應。現今，光是被確認存在的酵素就有二萬多個。

❺**一定的生產量**：人一生中體內產出的酵素量是固定的，因此需要大量攝取外來的食物酵素。

❻**最先進的科學**：由於酵素實態的證實，是在科學最發達的二十一世紀，應該可說是最先進的科學。而且，還有許多未知的部分。

白髮是過度耗費酵素的結果

所謂老化，即是「生命泉源」——酵素減少的結果。

這是出自美國芝加哥麥可瑞絲醫院（Michael Reese Hospital）梅爾（Meyer）博士的研究團隊，調查出如此衝擊性的報告。六十九歲以上受試者唾液中的酵素，與年輕人相比減少了將近三十倍，證實了酵素的作用隨著年齡而逐漸衰退。

潛在酵素的減少，正是老化的現象。白髮就是很好的證明吧！

因為酵素會優先提供維持生命的重要之處，相較之下，毛髮的命運就得最先被犧牲。「對身體來說，頭髮變白並不影響生理，所以頭髮顏色就先被犧牲了。」（鶴見醫師）

可以讓黑色素附著於毛髮上，使其看來烏黑亮麗的，就是稱為酪胺酸酶（Tyrosinase）的酵素。不過隨著年齡增長，體內的潛在酵素減少，酪胺酸酶就移轉到其他重要的部位，因此形成白髮。

頭髮提早變白，即是耗費體內重要的潛在酵素之結果。鶴見醫師提出警告：「現在多數的人都在耗費酵素。」

「許多人都竭盡所能地耗費酵素。選擇速食、燒肉、拉麵等加熱調理食物；吃消夜、吃點心、抽菸及大量的飲酒等，不良的生活習慣導致酵素缺乏。再加上環境汙染、過勞及壓力，就算再多的消化酵素與代謝酵素，也無法補給。用盡潛在酵素存量，四、五十歲就失去健康，過著不幸的人生。」

「空腹！讓代謝酵素運作、消化酵素休息」

「生病的時候，不要進食比較好。」鶴見醫師同時強調少食治療是關鍵。「人在過量飲食時，記憶會衰退，並從腳尖和頸後開始發冷，那是因為血液運輸到胃腸，因此無法供給至其他部位。蔬菜水果等易消化的食物，才是邁向健康的飲食方法，生病的人建議特別要遵行。身體其實在告訴你：『現在，代謝酵素正忙著與疾病戰鬥，請不要耗費消化酵素』。」

鶴見醫師非常重視「野生動物的療癒法」——牠們會在巢穴裡完全不進食，讓自然治癒能力發揮極致。針對這個方法，他給予其高度評價。

此外，甲田醫師也同樣斷言：「一日二餐，人會變健康。」

從江戶時代《養生訓》作者貝原益軒（編按：日本江戶時代的儒者、本草學家）的文章中，就有提到「吃八分飽，不用看醫生」。

「以前的人也了解大吃大喝的嚴重性，因為作者貝原益軒出生的江戶時代初期，多以一湯一菜的簡樸飲食，和現在飲食的質與量有很大的差異。以現今的飲食習慣而言，不要說是七分飽，六分飽就夠了。」

日本人以前都是一天二餐，不只日本，在亞洲、歐洲也歷經許久一天二餐的時代。據說日本實行一天三餐普及化，都市方面於江戶時代中期（約十八世紀）、農村方面於明治（一八六八至一九一二年）以後開始。

不吃早餐比較好

提倡「多吃」的營養謬論，起因於「近代營養學之父」沃特「勸告」德國國民，須食用必要量二點五倍的蛋白質（肉類等），實在讓人懷疑其背後有圖利肉食產業之用意。

「以一整天的生理時鐘來看，早上是『排泄』時間，不吃東西也沒關係。晚上七至八點左右用完晚餐、到隔天中午都不吃的話，就能讓消化道休息十六至十七個小時。無論如何都想吃早餐的話，建議可食用富含酵素的生菜或水果即可，這樣便

能幫助排泄。」（鶴見醫師）

鶴見式斷食——趕走腸毒素、「細胞便祕」

鶴見式斷食，首先會徹底清除腸的髒汙（毒素）、進行排毒。

「斷食為什麼對人體有益？因為可以清除腸壁的髒污。不管是現今的日本人，還是先進國家的人們，腸道都非常的髒汙，造成癌症、心臟病、腦中風、糖尿病等生活習慣病急速增加，以及特異體質（編按：指體質狀況不同於常人，例如對藥物、食物等有不良反應）或花粉症等過敏現象不斷蔓延。腸的髒汙會經過血液與細胞的髒汙結合，全身有一〇〇兆個細胞，毒素是相當可觀的。那些毒素就是膽固醇、斑塊（Atheromatous plaque，動脈硬化斑塊）、中性脂肪、黴菌（真菌）、病原菌及白血球的殘骸等。

這些毒素會如宿便般滯留於每個細胞，細胞充滿了毒素，身體當然不可能健康。我將這些細胞的狀態稱之為『細胞便祕』，就是肥胖和百病的根源。」（出自《養

出腸道酵素，提升免疫》（「酵素」がつくる腸免疫力」，暫譯）。

酵素飲食法：生食、蔬食還要帶皮吃

酵素飲食法，不只控制熱量也可獲得必要的營養。有以下三大要點：

❶**蔬食**（Plant food）；
❷**帶皮吃**（Whole food）；
❸**生食**（Raw food）。

「此外，吃的順序也很重要。從生菜開始吃，因為生菜、水果富含消化酵素，較早消化，約三十分鐘即可快速通過胃。不會滯留在唯一通路的消化道裡，而會順利地通過。」（鶴見醫師）

以下是攝取酵素最好的方法。

▼**蔬果汁**：現榨現喝。高速果汁機因為摩擦生熱會造成果汁酸化，建議使用低

速果汁機。喝的方法建議：

❶空腹喝；
❷邊咀嚼邊飲用；
❸和食物纖維一起喝；
❹混合水果與蔬菜一起打成蔬果汁。

▼**磨碎**：將蔬菜水果磨碎的話，能攝取細胞內的酵素，攝取的酵素量多增加二至三倍，也較容易消化吸收。因為果皮富含酵素，可連皮也一起磨碎。蔬菜類的白蘿蔔、水果類的蘋果都建議磨碎食用。

也可加入其他如山藥、紅蘿蔔、薑、小黃瓜、西洋芹、蕪菁、大蒜、蓮藕、洋蔥等蔬菜。磨碎道具以容易使酵素活性化的金屬製品為佳。和果汁一樣，磨碎後馬上食用。

▼**發酵食品**：「發酵」就是「產生酵素」的現象。日本是發酵食品王國，舉凡味噌、醬油、納豆、醋、醃漬物等。甚至有人說，日本人如此長壽的原因都歸功於醃漬物。

「其中納豆還列為世界有名的健康食品。納豆發酵過程中除了產生澱粉酶（Amylase）、蛋白酶（Protease）、脂肪酶（Lipase）等多種消化酵素，更厲害的是納豆菌所產生的蛋白質分解酵素——納豆激酶（Nattokinase）。納豆激酶黏稠的成分，能溶解造成腦梗塞或心肌梗塞的血栓。近年來，更證實納豆含有病原體溶解酵素的溶菌酶（Lysozyme）。」（鶴見醫師）

三日斷食，實現空腹奇蹟的暖身操

感冒時「不要吃」、「不要動」、「多睡」。

「若只是感冒，很簡單地經由斷食幾乎可以完全痊癒。而頭痛的話症狀多有不同，我也遇過那種偏頭痛症狀嚴重的患者，可是腦部照攝電腦斷層一切正常，就算吃止痛藥也沒辦法。其實，頭痛的原因是腸道內都是毒素之故。」（鶴見醫師）

所以，應該開始實踐斷食療法以增加腸內的益菌。這種情況，三日斷食是不夠的。根據鶴見醫師的說明，身體細胞因斷食而替換更新的時間，消化器官會比較快，其他器官替換更新的時間則較久。

「最重要的是去除腸內毒毒。腸內有壞菌，毒素會進入肝臟進而擴散至全身，不可輕忽。」（鶴見醫師）

三日斷食，就是去除「腸毒」的首要序章。時常嚴重頭痛的原因也是「腸毒」所引起。「輕微頭痛的話，或許可以嘗試三日斷食，但這只是斷食療法的入門款而已。」（鶴見醫師）

必須不斷地攝取酵素營養，讓身體所有細胞汰換更新。

「利用隨手可得食材，進行酵素斷食」

鶴見式酵素斷食的做法，簡單利用梅乾、白蘿蔔泥和紅蘿蔔泥。

「首先，初期的斷食只攝取水和梅乾約四至五天；然後食用水、梅乾和蔬菜泥（白蘿蔔、紅蘿蔔）約一星期。接下來，飲用低速榨取含渣的蔬果汁，務必再加上

梅乾；中午不吃，這樣維持約十天。前後共計二十一天。」（鶴見醫師）

梅乾、白蘿蔔、紅蘿蔔等都是常見的食物，這些隨手可得的食材即可化身酵素補給源。

「這樣做很有效，但不可能一直持續，所以一次療程後，請先恢復以往普通的生活，然後再次進行。不這樣反覆持續的話，病源是不容易消滅的。」

但重要提醒，**三天以上的斷食，最好在專家指導下進行**。

不過，以下會列出較為簡單的鶴見式酵素斷食療法，各位讀者也可以在家中進行試試看吧！

在家可進行的酵素斷食法

方法如下：

▼**半天療程**：前一晚七至八點間用餐完畢後，至隔日中午前不要進食。這是只要早餐不吃的超簡易斷食。雖只是十六至十八個小時的斷食，但可讓胃腸休息，抑

制消化酵素的耗費。超簡易斷食期間，只能喝水。

「當身體覺得不對勁、五臟六腑感覺沉重時，請進行上述的半日斷食。如此一來，可讓身體加強代謝、通體舒暢。若感覺身體狀況不佳時，請即刻實行。」（鶴見醫師）

▼**一天療程：**基本上早、中、晚三餐分別食用一個梅乾，這是採用富含檸檬酸的梅乾療法。檸檬酸可轉化成身體能量，也能恢復疲勞。

「早餐可食亞麻仁油一大匙、晚餐白蘿蔔泥（約五公分塊狀）和小黃瓜、西洋芹各一條，可沾鹽或味噌食用。這是讓疲勞的胃腸休息二十四小時的斷食，體內的毒素也可排得乾乾淨淨。一個月約進行二次為佳。」（鶴見醫師）

▼**二天療程：**基本上和一天療程相同，持續二天進行。

「可在任何一餐加上蔬菜泥（白蘿蔔五公分塊狀、薑三公分、紅蘿蔔三分之一塊等）淋上調味（醬油少許、黑醋少許、亞麻仁油一大匙、羅漢果〔葫蘆科多年生藤本植物〕萃取液一杯），和香蕉一根或蘋果半顆等一種水果。」（鶴見醫師）

▼**二天半療程：**建議可利用週五晚上至週一早上進行斷食，好好利用週末時段

來挑戰一下吧！

「應該能清楚感覺到身體毒素的排出，絕對值得一試。一整天喝十杯以上優質的水。實行頻率一個月一次。」（鶴見醫師）

「斷食可以改善癌症！」讀者們要理解鶴見醫師的理論並非誇大其詞。曾有調查統計，某一斷食團體「一千五百位斷食體驗者中，沒有一個罹患癌症」，其相關結果也證明如此。

鶴見式酵素斷食以蔬菜泥或果汁、梅乾等輔助進行，不會造成負擔，能有較佳的斷食效果。需注意的是，盡可能要選擇無農藥的有機蔬菜，梅乾也要是無添加物釀製的，絕對不要含有色素成分。

我會建議由一日療程開始嘗試。實行後，你會非常驚訝地發現，身體變得輕快舒暢了。

4

少吃一半，長壽兩倍！來自長壽基因的震撼彈

八十年前就曾發表的「壽命倍增學說」

吃一半，活二倍！想必這個說法會引起很多人的不以為然，「別開玩笑了，有根據嗎？」

事實是，無論科學上、醫學上都是有所根據的，以下列舉多項實驗證明。

首先介紹該實驗資料的先驅——美國康乃爾大學營養學家麥克凱（Clive McCay）教授的研究論文（《老鼠生命與人類壽命之關聯》）。該研究發表於一九三五年，登載於《營養學期刊》（*The Journal of Nutrition*），證實了約八十年前已有實例報告。

麥克凱教授將實驗老鼠分為二群，想吃就餵食的B群、和減少六〇%卡路里飼料再餵食的A群，進行研究比對。結果，控制卡路里的老鼠（A群），平均壽命比B群延長了近二倍。

麥克凱教授在研究中發現：A群裡甚至有生存超過一千四百天以上的老鼠。

也就是說，**卡路里減半，壽命加倍！**

徹底顛覆近代營養學的實驗

該理論對當時的研究者來說，是難以置信的事實。因為那時全世界正被沃特營養學所支配。「營養越多，對身體越好」成為普遍的營養學常識。

「養分不會攝取過量的！」沃特自信滿滿地說。

不過，此論點因麥克凱教授的研究完全被推翻。這對當時的營養學家們而言，應該是很難接受的結果吧，因為麥克凱學說徹底顛覆了近代營養學的「常識」。

但是，這八十年來該理論並沒有造成話題。因為麥克凱學說被學術界默視、封殺、深深埋藏於歷史的暗夜裡。只因麥克凱教授達到人類所無法得知的「真實」境界，簡單說，就是打開了「潘朵拉的盒子」。

當時，全世界的醫療是由大財團所支配，像是美國實業家洛克菲勒（John Davison Rockefeller）等財團獨占了醫療體系。簡單來說，他們成為國際醫療的黑社會，獨占製藥與醫療的龐大特權。

對「他們」而言，麥克凱學說就是一個絆腳石。那意味著只要控制卡路里，疾病就會遽減、壽命就會倍增。這對人類而言是一大福音，但是，對「醫療黑社會」來說卻是惡夢。因為「病人遽減」就等同於「利益遽減」。

另外，還有一個令人困擾的是，國際大財團同時掌握著全世界的糧食特權，可說是「糧食黑社會」。人類少一半食量，意味著食品市場也要少一半，當然消費跟著減半了。如此一來，糧食價格應會暴跌，這對於他們而言是不容允許的事情。

所以，麥克凱教授打開的「潘朵拉盒子」，因為他們的惡勢力，而快速的關閉、上鎖，永遠埋葬在歷史的暗夜中……。

而當時掌握在他們手中的媒體，自然沒有任何一個地方，向全世界報導麥克凱的研究報告。

學問被龐大特權封殺、隱藏，在現今社會中一樣是家常便飯，我們應該理解並且重視這個現況。

透過實驗，不斷證實壽命加倍的效果

不過，對於探討真相的研究人員來說，他們的探索精神是不會屈服於惡勢力的。尤其是研究「抗老化」（Anti-aging）的學者們，特別著重於卡路里控制與壽命關聯之研究。好奇心旺盛的學者們，探討「人類壽命」的神祕使他們雀躍、不斷地挑戰。

關於卡路里控制如何影響壽命的研究，據說一直持續至一九八〇年代後期。而且經由動物實驗，陸續證實了「斷食或少食可以延長壽命」，目前全世界已有數十例控制卡路里的實驗。

因控制卡路里而延長壽命，如此令人驚訝的研究結果，持續不斷地受到證實。從酵母菌與草履蟲的原生動物，到線蟲等微生物、進而至水蚤等甲殼類、昆蟲，甚至老鼠、猴子等哺乳類，都觀察到此共通點。

七分飽，猴子多活二倍

其中，在靈長類的猴子實驗裡，也證實了壽命加倍的結果。以下列舉幾點說明。

▼美國國家衛生研究院：只吃七分飽的猴子（獼猴和栗鼠猴），壽命多活二倍。

研究中將六十頭猴子分為A、B二群，A群控制七〇%卡路里、B群隨意吃到飽，持續觀察十五年。

結果，A群死亡率只有B群的二分之一。也就是說，控制卡路里、只吃七分飽的猴子，壽命多活了二倍。（此研究由美國國家衛生研究院〔National Institutes of Health〕的M．雷恩、D．伊格拉姆、G．洛斯等人所提出。）

該實驗也證實了一個值得探討的事實。少食派（A群）猴群的特徵為：低體溫；血中胰島素值低；沒有減少男性荷爾蒙（DHEAS）！

少食健康法權威甲田醫師說明：「此特殊的男性荷爾蒙，其中有一成分就是由腎上腺皮質（Adrenal cortex）生成的『生長激素』（青春激素）。」

「這種荷爾蒙會隨著年齡增長而減少。但是，在少食的猴群裡並無減少。此荷爾蒙除了保持青春，也有增強免疫力的作用。」也就是說，七分飽的少食證明了：「可增強活力、強化抗老化作用與免疫力」。這對煩惱活力減退的男性們應是一大福音。

「只是七分飽，癌症、心臟病減半」

▼威斯康辛大學研究報告：七分飽的猴子（獼猴），生存率提高一・六倍。

該實驗由威斯康辛大學研究團隊歷經二十年之研究實驗，二〇〇九年七月十日發表於《科學》（*Science*）雜誌，引起世界各地熱烈討論。而研究結果也是令人驚訝的。

實驗開始二十年後，無控制卡路里的B群，幾乎死亡了一半；但控制七分飽的A群卻還有八成活著，生存率為B群的一・六倍。

研究團隊也公開了實驗猴子的影片。

・A：「凱托」（二十七歲公猴）：控制卡路里（七〇％）（約四四六大卡）。

・B：「歐文」（二十八歲公猴）：無控制卡路里（一〇〇％）（約五九一大卡）。

以人類來說，牠們都已近八十歲高齡，二隻的差別從外貌上一目瞭然。雖然年齡差不多，但A群的「凱托」看來年輕、沒有皺紋。相對B群的「歐文」，不但有皺紋，毛髮也乾燥雜亂、皮膚無彈性。

而且，A群的「凱托」對於採訪的攝影機感到好奇，敏捷地移動、眼睛炯炯有神；反之B群的「歐文」，看來笨重不肯動、也毫無生氣。

「二隻猴子看起來一點也不像是同年齡，運動能力等多方面的身體年齡，看起來大約差有五至八歲」。（實驗主任李察・溫多拉格教授）

二十年實驗證明的少食效果

威斯康辛大學以猴子進行的抗老化實驗，可說是規模最大的。從一九八九年開始，對象為七十六隻獼猴。

研究開始時，這些猴子都已是成年猴（七至十四歲）。以抽籤方式區分為A、B二群，各三十八隻。

B群的猴子，無控制飼料，隨意讓牠們吃到飽；而A群則是減少三〇%卡路里後飼養。

如此持續觀察二十年。人工飼養的猴子壽命約二十七歲，在這期間陸續有猴子死亡，二十年後生存下來的有三十三隻。

飽食群猴子（B）：約半數死亡，且死亡猴子中有三十七%（十四隻）是因癌症、糖尿病、心臟病、腦萎縮等老化疾病而死亡。

少食群猴子（A）：八〇%活著，生存率約為B群的一·六倍。其中，十三%（五隻）是因老化疾病死亡，約為飽食群（B）的三分之一。

溫多拉格教授說明結論如下：「低卡路里飲食延長壽命，老年的『生活品質』(Quality Of Life) 也因而提升。若以老年疾病發病情況和生存率增加來看，控制卡路里的確是有很大的影響。」

▼七分飽，癌症、心臟病的發病率為二分之一以下。

特別讓研究團隊關注的是，癌症和心臟病的發生率，七分飽的A猴群比隨意吃到飽的B猴群，其「癌症和心疾病的發生率不到二分之一」。(同論文)

也就是說，若想遠離癌症或心臟病的話，建議「盡量吃七分飽就好」。

▼少食猴群中，無因糖尿病死亡的猴子。

吃七分飽對糖尿病預防有非常顯著的效果。節食的A猴群中「無發現糖尿病或血糖值異常者」。(同論文)

溫多拉格教授果斷地說：「控制卡路里，可預防糖尿病。」同時證明了糖尿病的原因就是「飽食」。預防就是治療，因此，斷食對於改善糖尿病必然可發揮極大效用。

▼控制卡路里維持腦機能。

老化會伴隨老人失智症和腦萎縮（如阿茲海默症等）的腦機能低下疾病。但是，控制卡路里的A群腦機能良好。該研究團隊以比較式實驗證實如下：

「七分飽的A群，很少有腦萎縮和肌力低下的現象。在實驗猴群作業能力時，A群較能記得必要的作業程序與解決問題的能力」。（同論文）

反之，飽食組的B群認知能力較差。隨意吃到飽的B猴群，比A群增加了二倍以上因癌症、心臟病死亡的機率，並且為了糖尿病所苦。同時，因老人失智症和腦萎縮而提早衰老。

要多吃一點？還是少吃一點？光是這項選擇，就會讓人生過得完全不同。

提高性能力，變得更年輕

威斯康辛大學研究團隊也觀察了七分飽A猴群的生理指數（Parameter），發現了有趣的現象。

控制在七〇%卡路里，體重、脂肪量、血壓、脈搏數、血清脂肪、氧化壓力、代謝速度、體溫指數等會隨之「減少」，這與老化現象相反，是接近健康狀態的證明。

另一方面，性成熟、骨骼形成、代謝速度（長期）、高密度脂蛋白膽固醇、聽覺反應等增加，證明控制卡路里可提高性能力、強化骨骼，身體會感覺年輕化。

威斯康辛大學研究團隊的執著令人甘拜下風，因為這二十年間從不中斷地提出研究報告。他們甚至在十五年間不斷持續實驗，實在非常令人敬佩。

其他也有許多實驗論文證明，控制卡路里可延長壽命。

三成卡路里，壽命延長一・七倍

▼美國國家衛生研究院老年研究所：老鼠（雌性）只吃三分飽，壽命會延長一・七倍。

這是控制卡路里至三〇%的老鼠實驗，如同部分瑜伽者的飲食方針，只吃三分飽。

一想到只吃三分飽，想必大家會擔心這樣怎麼能活吧？但事實上，吃三分飽的老鼠平均壽命延長了一．七倍。

三分飽的少食群（A）：平均壽命五十個月。

十分飽的飽食群（B）：每週約攝取一四〇大卡，平均壽命不滿三十個月。

兩者平均壽命相比，少食A群是五十個月、飽食B群不滿三十個月。令人訝異的是，只吃三分飽的多活了一．七倍。

並且，少食A群的最大壽命將近六十個月，而飽食B群最長不到四十個月，少食A群連最長壽命也倍增了一．五倍。

部分的抗老化學家，反對攝取低於六〇％卡路里的少食，怕會造成營養不足。不過，只攝取三〇％同樣可延長壽命達一．七倍，相當於人類一天一餐的分量。

A、B兩群在體重上也可看出差別。

短命的飽食B群體重平均五十公克，相對長壽的少食A群平均二十公克，差了四成的體重。大家都知道，長壽的人相對都比較瘦小；而顯示體格大、體重重的人可能比較短命。

改善八至九成的斑點、皺紋、白髮等老化！

「不過是猴子和老鼠的實驗啊……」若是僅提出動物實驗，或許還有許多人無法接受吧！

事實上，針對人類的卡路里控制實驗已在進行。而且，其人體實驗也與猴子有相同的結果。就是發生於一九八六年，有名的八人「生物圈」（Biosphere）人體實驗生活紀錄。

那是包含男女共八人，在與外界完全隔離的人工空間生活的實驗。他們生活在有如「宇宙巨蛋」般奇幻外型、號稱「生物圈二號」的圓型人工環境裡。

被選出的八位人員，在這個密閉空間中，過了二年的生活。

他們在生物圈二號中過著自給自足的日子，此計畫也是模擬未來宇宙旅行的樣子。

研究中，仔細觀察人類在密閉式的極限空間內，生理、心理上的影響。受測者攝取的卡路里為中程度的卡路里控制（減少二十五%），一日設定為一八〇〇大卡。也就是說，八人過著只吃七分半飽的日常生活。

只吃七分量，改善體重、血糖、脂質、血壓等數值

二年間在「巨蛋」內的少食生活，結果如何呢？

他們的平均體重減少了十八%，並穩定維持。以及觀察到他們血液中的磷脂質（Phospholipid）減少了，血中膽固醇、胰島素、血糖值等數值也隨之降低。也就是說，身體的脂肪和血糖降低、變成纖瘦結實的健康體型。

八人的紀錄中，所有人的體重、血糖、膽固醇、血壓、白血球等全都降低了。

由其中一人的案例來看，可看出所有指數都減少了不少：

❶體重（九十四公斤下降到七十一公斤）；

❷血糖（一〇五降至八二 mg/dl）；

❸膽固醇（二一五降至一二九 mg/dl）；

❹血壓（一○○／七○降至八○／五○）；

❺白血球（六五○○降至四一○○個/ul）。

此隊員也成功減去了四分之三的體重，其他隊員也一樣。這個「生物圈二號」的人體實驗，提供了控制卡路里對人體影響的寶貴資料。也就是說，即使只吃七分半飽，人體還是能接近理想的健康狀態。

「不貪吃」就「不變老」

如前文所述，控制卡路里毋庸置疑是防止老化、保持青春的祕方。

老化現象有幾項指標，如斑點、皺紋、鬆弛、白髮等呈現年齡增長變化的「生理指數」，據說約有三百項之多。美國國家衛生研究院老年研究所的研究報告也證實，只要控制卡路里可改善八○至九○%的老化現象。

不貪吃就可保持青春，沒有比這更好的健康法了。

不但如此，還可節省餐費與購物料理的時間、瓦斯電費也少了、也不用常洗碗……真的好處多多。

吃二倍，壽命減半

「卡路里六成、壽命多二倍」，我們從麥克凱研究報告到威斯康辛大學實驗中，透過動物實驗後皆證實：卡路里減半、壽命可延長一．五至二倍。

不過，我對於「控制卡路里、可以延長壽命」這個說法，感到有點疑慮。例如老鼠實驗中，卡路里攝取「一半」的話，壽命會延長「二倍」，雖然這個結論令人讚嘆，但其實應該是相反的吧！我認為，應該是因為多吃了「二倍」，所以壽命才會「減半」。

老鼠應攝取的理想卡路里，其實只有「一半的分量」。所以，老鼠才能達成原來就有的健康和長壽。同理來說，猴子與人類也一樣，大家都錯以為「想吃就吃」才是正常的飲食量，也都誤會了「想吃就吃」就是正確的飲食生活。

但我們必須改變看法，事實上那才是錯誤的飲食生活。飲食分量應該是想吃的「一半」才對！因為多吃二倍，實驗動物們的壽命也跟著縮短了。

減少分量，才能回復到自然狀態。因此，實驗中卡路里減半，只是回到原來自然的狀態而已。對於猴子和人類來說，都是一樣的。二十四小時都讓「肚子飽飽的」，這絕非自然界現象，不可遵行。「**空腹感**」**才是生命力的泉源**。

野生動物一般都是少食（吃不飽）的，所以才能極度地發揮生存本能，在荒野中追逐獵物，也因此能保有生命力和自然治癒能力而生存。那強壯、充滿躍動感的姿態，優美得令人屏氣凝神。

向《麥高文報告》看齊！首推「五低飲食」

那麼，到底要吃什麼、怎麼吃才好？健康、長壽的理想飲食到底是什麼？

相信每個人都想知道這些問題的答案，所以必須有一個方針。我推薦大家以下二本研究報告及書籍，那就是《麥高文報告》（*Mcgovern Report*）和《救命飲食》（*The China Study*）。

《麥高文報告》於一九七七年在美國發表，是有關「飲食與健康」的調查報告，正式名稱為《美國參議院營養問題特別委員會報告書》。此調查是於民主黨卡特（James Earl Carter）的政權下實施，以研究調查總指揮麥高文（George S. Mcgovern）參議員姓氏命名，統稱為《麥高文報告》。

「我們真是愚蠢，什麼都沒發現！」這是當時委員會一員甘迺迪（Kennedy）議員的嘆息。

此報告書多達五千頁以上，當時號稱「人類史上最大的『飲食與健康』調查」，是於全美國進行、空前絕後的研究報告。

因此，這個報告書出乎意料地喚醒了許多反省與悔恨。「先進國家的飲食，其實是違反自然的東西」、「完全沒有一個人發現這個問題」、「我們應立即改變飲食習慣」……。

《麥高文報告》的內容，徹底打碎了歐美人飲食生活和營養學的觀念，換言之，他們引以為傲並實踐已久的「豐衣足食」，儼然就是一個錯誤。

棄「五高飲食」，推「五低飲食」

「美國人常罹患心臟病、癌症、糖尿病、高血壓、腦中風、肥胖，甚至精神疾病等，皆因錯誤的飲食而起。」（《麥高文報告》）

歐美人認為正確的飲食，說穿了就是「五高飲食」：

❶高卡路里；
❷高蛋白質；
❸高脂肪；
❹高糖量；
❺高精緻化。

其根本便是出於近代營養學始祖沃特所提倡的——營養不會攝取過量。不過，五千頁的《麥高文報告》，一百八十度顛覆了這個迷思。

報告中推廣的「五低飲食」，保證讓美國國民改善疾病、保持建康、長命百歲。

也就是：

❶低卡路里；

❷低蛋白質；

❸低脂肪；

❹低糖量；

❺低加工的飲食生活。

食量減半，疾病遠去

美國參議院營養問題特別委員會喊出下述口號：「美國國民，回到二十世紀初的飲食生活吧！」

那正是能健康長壽的「五低飲食」！改變飲食，美國國民的健康就能改善。該委員會提議「讓美國國民的食量減半」，然後便能「遠遠甩開惱人的肥胖、癌症、心臟病、糖尿病等疾病」。

現今提倡控制卡路里的飲食生活，的確也符合先前發現的長壽基因之說。報告中也列舉其結果的具體數值：

- 癌症：發生率與死亡率減少二〇%。
- 心臟病：發病率與死亡率減少二十五%。
- 糖尿病：約減少五〇%（約五〇%症狀獲得改善）。
- 肥胖症：約減少八〇%。

如此一來，「醫療費也節省了三分之一」。

日本傳統飲食是理想的飲食

為何以美國為首的先進國家，會造成如此淒慘的結果呢？

「在美國醫學大學裡，僅有四%的學校將營養學課程列為必修科目。全美國有二分之一到四分之一的醫院，對於入院病患的營養調配是錯誤的」、「醫生不了解真正的營養學，他們所知的近代營養學根本就是錯的」……。翻譯《麥高文報告》，並推薦給日本國民的醫藥評論家——今村光一氏愕然地表示。

麥高文參議員也強力地指出：「先進國家的醫生與營養學家，竟然都沒發現如此簡單的道理。」、「醫療人員必須二度教育！」

多達五千頁的報告中結論出乎意料地寫著：「**世界上最理想的飲食，就是日本的傳統飲食。**」

我們應為這句話感到驕傲、感謝祖先且銘記在心。

美國經濟界扼殺了《麥高文報告》

說明了那麼多《麥高文報告》內容，但一定很多人沒聽過吧！原因就是日本媒體完全封殺了這個史無前例的營養調查報告。因為對於日本食品業者而言，該報告無非只是一個「不舒服的真實」。

而且食品業大廠，多是媒體主要的贊助來源。為了維持贊助，所以封殺、隱藏他們所不樂見的事情，這是許多商業運作的基本默契，在許多國家也是一樣。

相同地，在美國境內《麥高文報告》沒有得到應有的狂熱支持，和日本同樣的命運，一開始就被媒體完全封殺，社會上的反應完全冷淡。不但如此，食品業、農業團體及醫療界皆強烈反對《麥高文報告》。

因為對他們而言，食量一旦減半，銷售量也隨之減半；病人遽減的話，醫療特權也跟著遽減。

因此，美國經濟界全體反擊《麥高文報告》，全美上下展開反對抗爭。身為民主黨總統候選人的參議員麥高文，也因此斷送了政治生命。而他的罪狀就是「衷心關切美國國民的健康、訴求改善」。所以，大部分美國國民至今仍不知道《麥高文報告》的存在。

「動物性蛋白質，史上最恐怖的致癌物質！」

緊接著《麥高文報告》之後，又一衝擊營養調查之報告，那就是《救命飲食》。該研究是由美國、中國與英國政府共同執行的國際性健康調查報告，於一九八三年開始。該計畫命名為「China Project」，有許多研究機關共同參與。美英方面為康乃爾大學與牛津大學、中國方面由中國預防醫學院參與。該研究可以說是繼《麥高文報告》之後，規模最大的「營養與健康」調查。

研究持續約十年，獲得「流行病學調查金獎」與《紐約時報》雜誌大力推崇。針對營養和疾病關聯之衝擊，不斷浮上檯面。例如，美國男性心臟麻痺的死亡率，竟高達中國男性的十七倍之多。

《麥高文報告》指出，先進國家的錯誤飲食即是元凶。最大原因就是肉類，加上大量攝取糖分和脂肪，也是提高心臟病發作的誘因。而且，美國女性乳癌死亡率是中國女性的五倍。這無非也是「五高飲食」所造成的。被視為落後國家的中國傳統飲食，反而更健康。

動物性蛋白質增二〇%，癌多十一倍

指揮研究的康乃爾大學營養學柯林・坎貝爾（T. Colin Campbell）教授，更印證了「動物性蛋白質正是史上最恐怖的致癌物質」！

在老鼠的動物實驗裡，將其攝取卡路里中的蛋白質比例由一〇%提高至二〇%的話，癌症就會爆增至十一倍。在實驗老鼠中會同時給予最易造成癌發的黃麴毒素，其中分別再以五%蛋白質飼料餵食，而另一群餵食二〇%比例的蛋白質。五%蛋白質組的老鼠無癌變現象；反之，以二〇%比例的蛋白質餵食者，癌症約爆增至二〇倍。此處使用的動物性蛋白質為牛奶酪蛋白（Casein）。

「投予二〇%蛋白質的老鼠，在實驗結束時多已肝癌病發死亡或命在旦夕。投予五%蛋白質的老鼠，整隻毛色光亮且活潑好動。比數為一〇〇比〇，此結果在該研究裡絕對是出乎意料的現象。」（坎貝爾教授）

植物性蛋白質的小麥麩質（Gluten），於比較實驗中看來，癌發率只有八分之一。也就是說，動物性蛋白質的癌發性，是植物性蛋白質的八倍。而且，動物性蛋白質的比例以六%、十四%等百分比增加時，癌發率的比例也隨之遽增。

坎貝爾教授對此結果感到困惑，因此重複實驗了多次，但結果還是一樣。

低蛋白質飲食，癌症少四倍

此外，教授們還發現將高蛋白質的飼料換成低蛋白質的話，可抑制癌症。「比高蛋白質飲食的老鼠腫瘤成長減少三十五至四〇%。」（坎貝爾教授）

證明低蛋白質飲食「治癌率為三十五至四〇%」，同時證明類似半斷食的方法有治療癌症的效果。反之，「由低蛋白質飲食改為高蛋白飲食的老鼠，腫瘤會再開始成長。」（坎貝爾教授）

由這些現象看來，他們下了一個結論：「**控制營養攝取，是能夠『啟動』或『停止』癌症惡化的開關**。」簡單地說，低蛋白質飲食能讓癌症「停止惡化」。

而我一直在說明的斷食療法，便是以低蛋白質為原則，特別嚴禁動物性蛋白質。便如同坎貝爾教授的實驗結果一樣。「動物若攝取足夠蛋白質且超量時，就會開始生病。」（坎貝爾教授）

瓦解「牛奶神話」

「投予牛奶酪蛋白的老鼠，會促進肝癌增生。」（坎貝爾教授）

「喝牛奶的女性容易得乳癌。」（伊利諾大學醫療中心）

各位應該對此實驗中，牛奶成為厲害的癌發物質感到驚訝吧！的確，動物性蛋白質的迷思——「牛奶神話」要瓦解了。

「然而，美國國民攝取總卡路里的十五至十六%為蛋白質，其中八〇%是動物性蛋白質。相對的，中國國民為九至一〇%蛋白質，其中只有十分之一為動物性蛋白質。」（《救命飲食》調查）

在日本也是同樣情況，非常依賴肉、牛奶、蛋等動物性蛋白質。原因就是自明治時期以來，深受沃特營養學所影響。之後，坎貝爾教授決定將這些學術上的衝擊發現集結成冊。但是，參加研究計畫的學者們，深怕會造成社會上重大影響而拒絕協助，最後以學醫的兒子掛名共同作者。

專家學者要發表真實的現象，果真要有不小的勇氣。著作以《救命飲食》一出刊，在美國社會造成極大反應。內容特別受到美國前總統柯林頓的贊許，大賣了約一百萬本。到底什麼不能吃？吃什麼才好？資訊之多，應該讓各位傷透腦筋吧！

對我而言，《麥高文報告》和《救命飲食》可視為二大經典，而他們的研究目前尚未有異議。也因此日本報紙和電視等媒體、甚至醫學界、營養學界，皆一概封殺這二大報告。

「越吃越胖，越不健康」

斷食為何能夠改善百病？控制卡路里，為何能讓單細胞生物至哺乳類生物延長生命呢？答案就在老化蛋白質與長壽基因。

「在抑制老化研究時，飲食控制的動物實驗，多從斷奶期或幼年期開始實行至最後。」（截取自網路專欄「健康長壽」、東邦大學名譽教授後藤佐多良）

也就是說，「從小開始飲食控制，延長壽命的效果較高。」另外，也有報告指出，「中年以後的飲食控制，也有延長壽命與抗老化的作用。」（後藤教授）

從幼童時開始飲食控制能長壽之說，已經大大推翻了至今普遍的營養學和醫學常識。

近代營養學末路——肥胖王國

「小孩子要盡量吃。」這是現代營養學的入門之說。不過，那根本是沃特營養學——「營養攝取越多、越健康」的說法，如今看來實在荒謬。而現代人深受此學說影響，並盡可能地攝取營養。

美國等先進國家，可以說是「沃特教」的忠實擁護者。他們深信不移，盡可能地吃進大量食物，而逐漸變成體重過重，因此現今的美國被戲稱為「肥胖王國」。忠實實行「近代營養學之父」教義的他們，真的變得比較健康嗎？

現今的美國社會，在十七個先進國家中，健康狀態是排名最低的，而且醫療費用排名最高！美國男性心臟麻痺的死亡率是中國男性的十七倍；美國女性的乳癌死亡率是中國女性的五倍。二十一世紀出生的美國幼童，估計三個人之中就有一人罹患糖尿病。黑人、西班牙裔等少數派的幼童二人中就有一人。而這就是推崇「想吃就吃」的沃特營養學之末路。

「小孩子就讓他餓一些、冷一些吧！」這是江戶時代的學者貝原益軒的《養生訓》中的訓言。讓孩子有一些「飢餓」、「寒冷」的感覺，可培養健壯體魄與長壽體質。不過，如果在現代社會，一定會被控訴為「虐待兒童」。

另外，自古也傳說「體格壯碩，不見得長壽。」（原文為：大男、大女に長命なし），那便是告誡「從小營養過多會短命」。由眾多卡路里控制的長壽實驗結論看來，古人的慧眼、見識，著實令人刮目相看。近代營養學「越吃越健康、越胖越健康」的無稽之談已完全瓦解，事實上，應該是「越吃越生病、越胖越不健康」。

節食老人斑減三成、多油老人斑多二倍

所謂老化，具體來說到底是什麼現象？

「因為年齡增長，體內的『特殊蛋白質』增加了。」（後藤教授）

因氧化等變異的「異常蛋白質」，正是老化蛋白質。例如年長者皮膚的色素沉澱，俗稱「老人斑」的斑點，那也是異常的老化蛋白質引起的皮膚沉澱。此外，有報告指出「卡路里控制」的老鼠，「老人斑」減少三分之一。也就是說，控制卡路里的攝取量，能夠有效減少老化蛋白質、恢復肌膚年輕。

一般大眾普遍認為，「老化是無法停止的」，但控制卡路里不只能夠停止老化，還能恢復年輕。反之，如果餵食老鼠含大量油脂的飼料，「老人斑」會遽增二倍。這個實驗顯示，**脂肪飲食會增加二倍的老化速度**。

「脂肪細胞會產生特殊的有害荷爾蒙，造成全身的不良影響。」麻省理工學院抗老醫學研究權威倫納德・葛蘭特（Leonard Guarente）如此描述。

這同時是對現代人飲食生活的警告，顯示喜愛油炸物或高油脂的人容易老化。

控制食量、排出老化蛋白質，看起來更年輕！

因為如此，若從年輕時就在體內累積異常蛋白質，便會形成老化體質。累積老化蛋白質，會引起阿茲海默症或白內障等各種老化疾病。也就是說，正是老化蛋白質加速了身體老化的速度。所以，抑制老化蛋白質、防止體內累積，就能夠有效防止老化。

那老化蛋白質究竟是如何增生的呢？

老年期的動物組織，構造內存在部分變異的「酵素」。構成該「酵素」的蛋白質，只要稍微加熱就會破壞，那也是老化蛋白質的一種。這種「酵素」就稱作「對熱不安定酵素」。因此，只要調查「對熱不安定酵素」的數量變化，即可測量老化程度。

後藤教授等人以老鼠實驗，針對「對熱不安定酵素」（老化蛋白質），觀察控制食量時會有何種變化。結果，腦組織在控制食量開始二個月後，對熱不安定酵素減少到如年輕老鼠般的程度，肝臟的減少更為顯著。控制食量一個月後即遽減至年輕老鼠的程度。老化蛋白質在控制卡路里一至二個月，即降到如年輕老鼠般程度，證明了「老鼠年輕化」的現象。

「這項實驗表示，以控制食量可分解異常蛋白質（老化蛋白質）、迅速代謝，使體內蛋白質『年輕化』。……控制食量，有可能讓年齡回復到年輕時的狀態。」（後藤教授）

簡單來說，讓身體呈現空腹或飢餓狀態的話，生物體體內的異常老化蛋白質就會分解、去除並且排泄掉有如「排毒作用」。

請各位牢記，斷食的二大作用就是「自癒力」和「排毒力」。這樣的排毒效果，在老化蛋白質的增減上也得以證實。

少食的年輕化現象

那麼，在年紀增長之後，應該就無法再恢復年輕了吧？

沒這回事。有一種稱為「氧化修飾蛋白質」的老化蛋白質，會隨著年齡而在體內增長。也就是說，那將成為是否減少老化的一個指標。

我們繼續觀察「少食」的年老老鼠。結果，這項「老化蛋白質」的比例，減少到和年輕老鼠同樣的程度。換言之，證實年老後若只吃六分飽或實行控制卡路里的斷食，也是有可能再恢復年輕的。

我將飲食控制後分解、排泄異常老化蛋白質的過程說明如下：一般健康的成人，保有蛋白質合成和分解的平衡，稱為「動的平衡」。少食或斷食為什麼可分解、去除老化原因的異常蛋白質呢？

因為外部進入的食物量減少，肝臟自身的蛋白質分解量就贏了。也就是說，排出（Out put）比進入（In put）的多，所以便可去除有害蛋白質。少食或斷食讓蛋白質減少進入，便可保持蛋白質的平衡，進而分解、去除老化蛋白質，呈現年輕化現象。

長壽基因！解開年輕與老化之謎

發現長壽基因，這並非是「抗老化研究」的新發現。

目前已知有抑制老化的基因，其發現並證實該基因的是麻省理工學院倫納德．葛蘭特教授，並撰述「探索不老境地」的相關書籍。他所發現的長壽基因命名為「Sirtuin 1」。最初發表的論文刊載於頂級科學期刊《細胞》（*Cell*），獲得極大迴響。論文中指出，「Sirtuin 1」基因的活性化使「線蟲壽命延長二倍」。之後，長壽基因的組織架構也逐漸被一一剖析。為何開啟長壽基因，就能防止老化？

因為，長壽基因負責「修復」其他基因的「損傷」。

老化，簡單地說就是「基因損傷」所引起的「身體變化」。猶如我們生命根源的基因，常因日常生活中的活性氧、紫外線等損傷。基因的損傷會隨著細胞分裂傳到各細胞，如此一來，身體機能就會衰退。

多達三百項的老化現象指標，也會從「年輕」轉變到「老化」，這也可說是生命的宿命。不過，雖說無可避免，但至少可延遲老化。

過量飲食，基因無法形成保護層

身體也有防止老化的機制，就是長壽基因，可保護其他基因，不受活性氧或紫外線傷害。長壽基因會產生修復其他基因損傷的酵素。而控制卡路里的話，該酵素便能與幫助運作的「補助物質」結合，開啟防護作用。這樣一來，全部的基因「強化連結」，便能對抗老化原因的活性氧或紫外線、修復損傷。

這就是長壽基因防止老化的結構。換句話說，控制卡路里便可開啟長壽基因的作用。

反之，過量飲食令「卡路里過剩」時，幫助該酵素的「補助物質」會變得太龐大而無法結合。結果，酵素便無法保護基因。基因即被活性氧或紫外線攻擊、支離破碎、加速老化。

而長壽基因不只「Sirtuin 1」一種。至今已證實約達五十種長壽基因，日後應該會再發現更多與長壽相關的基因吧！

例如，美國加州大學的史賓德勒教授，也在老鼠的「少食」實驗中發現十九個「年輕化」基因。那些基因證實可預防因發炎、壓力、代謝異常、基因異常、癌症等造成的老化現象。

甲田醫師在其書中的說法，也加以證實了這一點。「在甲田醫院實行少食療法的患者中，有不少人白髮逐漸變黑，或是白髮停止生長，甚至有已經停經卻又復經的『年輕化』患者。這些患者的皮膚看起來光滑透亮，感覺女性荷爾蒙分泌充足。」（出自《少食拯救世界》〔少食の実行で世界は救われる〕，暫譯）

這些「年輕化」的基因，也可視為長壽基因的一種。

5

斷食提升生育力，從飲食與生活著手

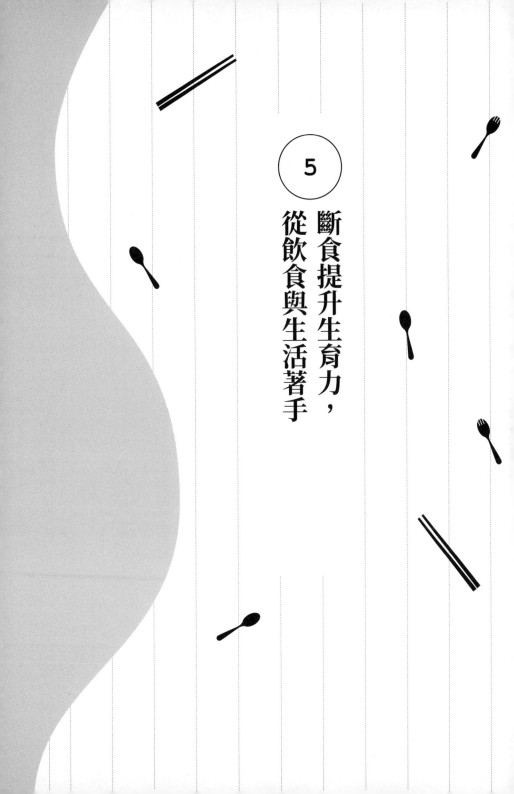

「夫妻齊斷食，馬上就生子！」

「開始斷食者，早晨時在勃起中醒來，便會高興地告訴我：『斷食果然厲害。』斷食能提高生命能量——也就是性愛能量。」（出自創設不食研究會的山田鷹夫）

專科醫師與斷食指導者皆異口同聲地說：「不孕或勃起功能障礙（Erectile dysfunction）可嘗試靠斷食改善。」

「吃太飽是不孕的原因，過量飲食反而讓生理機能變弱。」熱海斷食團體代表——平川郁小姐便說：「過量飲食會使全身的生理機能減弱，特別是性能力或生育能力會最先減弱。」

在現今社會中，年輕人因精蟲過少而不孕的人不斷遽增。另一方面，也常聽聞男女雙方一同參與斷食團體後，馬上懷孕生子的消息。因此，有不少斷食團體會收到許多感謝、感激的來信……。

「夫婦齊斷食，馬上就生子。日後相關斷食團體也會朝向改善不孕症而努力。

接受不孕治療的人，真想讓他們試試斷食。」（平川小姐）

斷食也可改善不孕與勃起功能障礙，一定有許多人感到訝異吧！那麼，為何斷食能幫助生子、增強性慾且排除勃起功能障礙呢？

身體感到警戒，自然提高性能力

古有名言：「窮人多子。」（原文為：貧乏人の子だくさん）為什麼貧窮的人子息總是特別多呢？因為沒事做嗎……？

這令人哭笑不得的答案，當然是我說笑的。「貧窮的人只吃粗食，平常也沒什麼營養的東西，為什麼能生那麼多小孩？」

起因就是「沒吃什麼營養的東西」。這道理如同栽種農作物一樣。給予的肥料越多，作物的根莖部位會較肥美，但營養卻無法深入至果實，這是每位農民都具備的常識。

大量施肥會讓莖葉看起來肥美，但最重要的果實狀況卻很差。反之，控制肥料與水的話，果實反而會變多。這是因為作物有危機感，所以反而會大量結果。

這對作物而言，也是一種斷食法。斷食對生命體來說是一種「危機警訊」，這樣的危機感會開啟生理上的生存能力。以人類來說，就會提升免疫力、排毒力等生命力。而且開啟長壽基因，壽命能延長近二倍。同樣地，也能提高性功能。

空腹感等生理壓力，會讓身體感到警戒，結果便開啟了生存本能以及傳宗接代的保存本能。相反地，營養過多的話不容易產生精子。關於這一點，動物植物都是一樣的。

這樣做，生出聰明又健康的孩子

因此，粗食、少食、斷食，是懷孕的祕訣。這種說法，可說是完全顛覆了醫學、營養學界的「常識」。而平川小姐更進一步推薦孕婦在懷孕中實行斷食。（編按：請先洽詢婦產科主治醫師的意見，判斷自身狀況是否適合。）

一般來說，婦產科醫師大多會建議孕婦：「多吃點，為自己和胎兒補充多一點營養。」但在我看來，這也是個天大的誤解。

「在孕期中實行斷食，對胎兒是非常有幫助的。我會建議孕婦在懷孕初期的四個月間，實施一次短期斷食療法，可有助於胎兒強健發育。在母親實行斷食療法後，生出的嬰兒身體會非常健康，頭腦也特別聰明。因為胎兒在母親體內時，就經歷過斷食對生存所帶來的一大考驗了。」

平川小姐同時表示在懷孕期間，斷食也具有淨化體內毒素的功效。「在斷食時，會促進人體化學物質的元素轉換，平常屯積在體內的老廢物質也會產生波動，這是克爾弗朗教授（Corentin Louis Kervran）所提出的生物體內元素轉換作用。在這些過程中，有毒物質也會受到淨化。」

近幾年來，現代科學才逐漸接受法國科學家克爾弗朗教授所提倡的「生物體內元素轉換理論」。

舉例來說，平常餵食雞群青菜，最後卻會生出雞蛋來。假設青菜所含有的鈣質成分是一，蛋殼所含有的鈣質卻是十，這當中增加的分量，就是由於青菜中的鈣質，在母雞體內進行了元素轉換作用。

母雞斷食，雞蛋量產

現代人都吃得過量，因此無法發揮必要的繁殖能力。所以，斷食容易促進讓人懷孕生子的機能。同樣地，在防止老化的層面也一樣，請各位務必了解這個再簡單不過的真理。

斷食可讓繁殖能力暴增，了解這個道理的其實是養雞的農家。

養雞業界有能讓雞蛋量產的祕訣，那就是讓母雞的飼料定期地中斷。如前文所說，就是讓雞「斷食」。

不過，徹底斷絕飼料的話一定會有不少雞群餓死，所以要看適當的情況恢復進食，如此雞蛋產量就能源源不絕。

正因斷絕營養，加速了雞群的生殖能力與繁殖能力。同樣的現象在人類身上也能產生作用。

「過量飲食，是不孕或性功能障礙的原因。」

「史上絕妙回春法！斷食恢復精力」

「精力恢復了！」、「我們有小孩了！」這是在日本各地的斷食團體中常聽到的對話。

「斷食對於性能力恢復很有幫助！」位於日本奈良縣的斷食團體「生駒靜養院」所長寺井嵩雄堅定地說。

在推廣斷食期間，他看到了斷食與性能力之間，自然界深奧的神祕關聯。「斷食能讓人變年輕，是理所當然的道理，但『斷食和性能力』的關係，就不單只是恢復生命力了，其中更蘊藏著自然界的奧祕。

「『發情期和斷食』似乎有某種必然的關係。像是處於發情期的公狗，可以好幾天都不進食，只為追逐母狗。鮭魚平常都生活在大海裡，但交配期間會游上河川、在上游產卵。花了數個月，只為了游到如尼羅河那般的大河，流失三〇至四〇％的體重、進行產卵。海狗也一樣，交配期的雄性會為了戰鬥絕食一個多月，勝者以消瘦的體形抱得美人歸。也就是說，在動物界，個體生存本能的食慾與種族生存本能的性慾，兩者似乎不會同時啟動……。」（《斷食建議》〔断食のすすめ〕，暫譯）

以上言論，應該都不難理解。動物們知道，要發揮生殖力就「不能進食」。就如同受傷生病時，為了修復所以不吃東西，讓身體好好休息的道理一樣。牠們本能地知道：要發揮自然治癒力，就不能進食。

而且在斷食中，你會感覺到：腦筋清楚、五感敏銳、神經安定。在思考事情或面對人生選擇上的判斷時，應該都會有很大的幫助。

「面對不孕，別把身體當機器」

「無法受孕的話，請實行斷食療法。」我在相關演講上都會極力宣導這個觀念。

有一次在講座結束後，有位年輕女性畏畏縮縮地靠近並告訴我：「老實說，我也嘗試過不孕治療。」

我詢問她花了多少錢，結果讓我大吃一驚，為了順利懷孕，竟花了二百萬日圓以上。我忍不住表示：「太可惜了。其實只要斷食，就能提升受孕的機率……。」

她似乎心有不甘地抿起雙唇，無奈地搖了搖頭。

我們先來看看現代醫學的不孕治療。首先，針對不孕症，現代醫學定義如下：「盼望生小孩且正常性生活達二年以上，卻無法懷孕。」（編按：衛福部國民健康署針對不孕症的定義為：在沒有避孕的情況下，經過十二個月以上的性生活，而沒有成功受孕，即稱為不孕症。）

這種情況，夫妻兩人皆可懷疑是否為不孕症。順道一提，世界衛生組織對不孕症的定義為「一年內無法懷孕」。「不孕症」如字面所示，被視為是一種疾病。

那麼，醫學上研究出的不孕因子，到底是什麼原因呢？

男性因素：

❶精子的製造能力障礙；

❷輸精管通過障礙（精子阻塞）；

❸副性器官（除了睪丸之外的生殖器，如副睪丸、輸精管、攝護腺、陰莖等）產生障礙；

❹機能不全（無法性行為）等。

女性因素則是：

❶排卵障礙；

❷輸卵管機能障礙；

❸子宮機能障礙；

❹子宮頸機能障礙等。

放眼一看令人吃驚，原來男女不孕症的原因都來自生殖器官的機能障礙。現代醫學的致命缺陷，就是把人體當作機械，也就是「人體機械論」。疾病就像其中某個零件損壞而引起的，認為只要修理或換一下故障的「零件」就好，如同在修理機器人似的。可是，這不過是天真的理論派想法。

人類不是機械而是生命體，而且是超越人類智能的絕妙系統。

無法懷孕生子，其原因不單單只是精子阻塞或輸卵管障礙等機械性問題。精子或卵子缺乏、疲乏，其背後存在著「生命力疲弱」的嚴重問題。

但現代醫學在這方面，卻還是以機械論來思考。認為只要給予男性荷爾蒙或女性荷爾蒙，增加精子、卵子數量以及活性化便可。

不過在這其中，就有現任婦產科醫師揭發「荷爾蒙療法對不孕症是沒有效果的，而且很危險」！

十對夫妻就有一對不孕

一覽現代醫學對不孕症的定義和原因，我不禁感到啞然。因為其中論述完全漠視營養學的要素。控制卡路里或斷食可增進受孕的機會，這樣的觀點已在許多醫療現場獲得證實。而且在許多斷食團體中，更是遠古流傳的常識。可是，卻遭到不少醫師們的刻意忽視。

有太多人只傾力於投藥、手術及體外授精等先進醫療科技。但對於飲食生活與營養的問題，完全不屑一顧。如此一來，即便在不孕治療中投入大量金錢，也是一條非常辛苦的道路。

針對不孕症進行調查後，結果讓我大吃一驚。現代不孕症的夫妻比例，約十對就有一對，其中也有不少是我認識的親朋好友。即使被診斷為不孕症，他們也期盼能有小孩，無論男女，積極求助不孕症門診。但幾乎沒有人會求助於斷食團體，這不被了解的現狀，實在令人深感痛心。

在日本進行不孕症治療，健保完全沒有給付（編按：臺灣於二〇一五年起，針對人工生殖會有相關的補助措施），全部都是自費診療。對於醫院來說，不管收費幾次都沒關係。那到底要負擔哪些費用呢？我調查了一下，首先，列舉出令人啞口無言的「最先進治療技術」，像是體外受精、精子回收、凍卵等，完全呈現了人體機械論的現代醫學。

在日本的一般收費標準如下：

・人工授精：一萬五千日圓以上（無上限）。

・體外授精・胚胎移植：第一次為二十八萬日圓；第二次為二十六萬日圓；

第三次以後為二十四萬日圓……。

・顯微授精・胚胎移植：第一次為三十五萬日圓；第二次為三十三萬日圓；第三次以後為三十一萬日圓……。

・睪丸精子抽取術（Testicular Sperm Extraction, TESE）：顯微授精費用加三萬日圓以上。

・囊胚培養：加三萬日圓以上。

・二段式胚胎移植：加八萬日圓以上。

・受精卵凍結保存：一年八萬日圓以上、保存延長（一年）四萬日圓以上……。

（資料來源：「Ai Woman's 診所」）

費用之高令人咋舌，該診所更是直言不諱：「越努力於不孕治療，就越花錢。很可惜，現今的健保制度，不孕症患者是不被重視的族群。」

不僅如此，治療後並無法保證一定能懷孕生子。所以，在不少治療不孕的診所中，還會有第二次、第三次的治療折扣，由此可見失敗例子不算少。

一次又一次的進行治療，一對對夫妻寄予一線希望在所謂的先進醫療上，不斷投入積蓄。一想到那情景，我真是備感空虛。

「環境荷爾蒙，讓男性精子數量減半」

第二次大戰後，男性的精子數量遽減，可以說在約五十年的時間內，人類的精子數量就減少一半。這是全世界都遭遇到、不容小覷的問題。

丹麥的斯卡凱貝克（Skakkebaek）博士徹查世界二十一國、約一萬五千人精子的結果。與一九四〇年相比，直至一九九〇年的精子數約一億二千萬隻（相當於一毫升），驟減了約六千萬隻。

於是，斯卡凱貝克博士提出警告：「睪丸腫瘤增加了三倍。」甚至指出：「精子數量，每年約以二%的比例持續減少，估計二十五年後可能只剩三千萬隻。」

不過是半個世紀的時間，人類全體的生殖能力便減少了一半，事態十分嚴重。研究人員強烈懷疑是因為環境荷爾蒙所影響。那是一種攪亂內分泌系統、錯亂荷爾蒙作用的化學物質，造成自然界「雄性雌化」的原因。

男學生竟高達九十七％具有不孕風險

環境荷爾蒙，最恐怖的是疑似帶來女性荷爾蒙的作用。即使十分微量，可是只要進入體內，就可讓男性女性化，這無非就是全世界男性精子驟減的緣故。

而精子驟減對日本男性而言，情況更加嚴重。一九九八年帝京大學醫學部提出一項驚人報告，研究調查體育系男學生共三十四人的精子，結果不孕症指數為正常者只有一人（三％）。

世界衛生組織訂定了不孕症的標準，也就是「授孕最低指數」，為精子數二千萬隻以上；精子活性度五〇％以上。沒有超過標準者，就會認定為不孕症。

但應該是精力旺盛的學生們，竟有三十三人（九十七％）是在不孕標準以內。

實行該實驗的押尾茂講師也說明：在其他實驗中，五十位二十歲男性中，擁有正常精子的也只有二位，結果相互呼應。

一九九八年，大阪專門治療不孕的試管嬰兒（ＩＶＦ）門診調查中，結果也一樣。十九歲到二十四歲的六十位年輕人中，有五十七人（九十五％）為精子畸形等異常率超過一〇％、精液過少症有四十三％、精子不足為四〇％等，不斷出現令人無法置信的數值。

「這些異常狀況，比接受不孕治療的患者還要糟糕。」（出自一九九八年十一月，同一診所的《日本不孕學會》報告）

二十歲左右的年輕人，有九十五％精子異常，到達可能不孕的程度……。大阪試管嬰兒門診的報告結果十分驚人，該論文敘述了耐人尋味的內容。「回答『常吃』漢堡者，有高達七十七％的精子異常率。」

「從飲食與生活，提升生育力！」

根據瑞典的研究指出，全世界平均精子數的趨勢，的確降到了五千萬隻程度。

但採用有機農法的男性精子數量卻是一億隻，足足多了二倍。他們食用無農藥的蔬菜、攝取無添加物的食品，自然的生活保有了精子數量。

這表示生活方式和精子異常有著密切關係。也就是說，在前往昂貴門診治療不孕症前，**先改變生活方式**才是最重要的。

以下方法，可以打造出能夠健康傳宗接代的環境：

▼少食主義：理由同前述，斷食可增進受孕。貧窮的人孩子多，落後國家的多產和先進國家的少子化。回首一顧，全世界人類在戰後的飽食化，應該就是精子數遽減的原因之一。

我認為，應該是飽食和環境荷爾蒙這二大原因，造成不孕症的人數越來越多。首先，若正為不孕而煩惱的夫妻，我建議採用六分飽的飲食生活。我個人一天只吃一餐，雖已六十七歲，但髮色烏黑、肌肉結實，感覺比年輕時更活力充沛。

▼素食主義：比起肉食的歐美國家，蔬食的東方人有較多的子嗣。肉食會讓死亡率遽增、患病率提高，像是大腸癌提高四倍、乳癌增加四倍、糖尿病提高三．九倍、心臟病增加八倍等。

美國蔬食運動領袖霍華．李曼（Howard F. Lyman）在其著作《紅色牧人的綠色旅程》（*Mad Cowboy*）中斷言：「肉食會殺人。」

▼遠離漢堡：喜愛漢堡的年輕人，有七十七%為不孕程度的精子異常，這令人震驚的事實，也請大家牢記在心。報告指出，精子減少的群組「常吃漢堡，討厭蔬菜、水果及魚類」。麥當勞漢堡也曾檢測出有農藥殘留，是侵害中樞神經的毒性，都會讓精子數減少。

▼遠離牛丼：肉類潛藏著未知的危險，是最糟糕的農藥汙染源。約九成的農藥會經由吃肉侵入體內，而且美國產的牛肉比日本國產的生長激素殘留多達六百倍。因為輸入解禁，進口肉類消費爆增五倍，日本國民因環境荷爾蒙的罹癌率也爆增五倍。其多出現於卵巢癌、子宮癌、乳癌、攝護腺癌等生殖系統。

可以說，美國產牛肉無疑也是日本人不孕症爆增的原因之一。牛丼連鎖店因價格便宜而大受年輕人歡迎，低價的原因，我認為就是使用了大量生長激素殘留的美國產牛肉。

▼遠離可樂：常喝可樂的男性會有精子數減少的風險。根據丹麥徵兵體檢的結

果，年輕人每週喝十五瓶（每瓶五〇〇毫升）以上者，精子數減少六十八%、精子濃度減少七十一%。

▼**遠離人工甘味劑**：阿斯巴甜（商品名多為「甘味劑」），被稱為「惡魔的甘味劑」。也因「減肥代糖」的稱號、知名熱賣，但這不是砂糖，而是人工的甜味劑。將其餵食老鼠的結果，正常活躍的精子比率下降至六十四%。投予量在「不影響動物」的千分之一濃度時，即會對精子造成損害。

▼**遠離抽菸**：吸菸的男性精子數會減少。當然是因為香菸含有數千萬種有害物質，想要生孕就必須禁菸。

▼**遠離泡麵**：有相關研究報告指出：泡麵容器溶出的化學物質，加上大量的食品添加物，是精子數減少的誘因。

▼**遠離環境荷爾蒙**：丟掉像是合成洗劑、合成沐浴乳、化妝品、髮型塑型劑等經由皮膚侵入體內的毒性物質，回歸自然素材的生活吧！

▼**遠離電磁波**：手機放在褲子口袋會讓精子數減少約三〇%，也不可將筆電放於膝上使用。研究報告指出，電磁波確實會減少精子數量。

▼**不穿緊身褲**：穿著緊身褲或貼身的褲子，都會讓男性精子數減少。因為睪丸會緊貼身體，升高溫度和體溫一樣。所以，還是讓下半身涼爽一點。

如果能夠避免上述會減少精子數的生活方式，復甦男性同胞們的精力，當然能夠提高生育率。據說，通常是四十歲比二十歲精子數多二倍、六十歲又比四十歲多二倍，難怪有人戲稱「四十歲，正港一尾活龍」。

也有報告證實，古早的生活方式可保有較強的生殖能力，少食、粗食的自然派生活方式，性能力也較強。具體來說，就是常吃糙米、五穀飯、芝麻或海苔等海藻類，常喝藥草茶，以及多吃富含鋅的牡蠣等貝類。

6

治百病的「笑療法」與「魔法咒語」

治百病的二大療法——斷食和笑

我曾寫過一本名為《別被抗癌劑殺死》（抗ガン剤で殺される，暫譯）的書，受到許多讀者迴響。「大家都知道抗癌劑是劇毒，會『毒殺』癌症患者，但我們又能如何呢？」

因此，若能找出「癌症治療」的替代方案，比什麼都來得重要。我將其相關建議整理於《笑的免疫學》（笑いの免疫学，暫譯）一書裡。這本書不只針對癌症，還有提供治癒百病的指南，是關於「治療革命——笑」的第一線報告。

許多實驗證明，「笑」可以提升免疫力。在美國西新英格蘭大學（Western New England University）的實驗中，確認看喜劇影片而大笑的學生群組，會增加免疫球蛋白A（Immunoglobulin A）。此免疫物質有防止細菌或病毒侵入人體之作用。也就是說，實驗證明「**笑**」**可提高人體防衛機能與治癒機能**。

看到這裡，大家發現了嗎？

沒錯，「笑」跟「斷食」有異曲同工之妙，這正是人類治百病的二大治療方法。以治療效果聞名，大力推崇斷食的瑜伽運動，同時積極推廣「笑療法」。最近，「愛笑瑜伽」也成為全世界的話題，在發源地印度非常盛行。

早晨集合在廣場的人們，在做完一系列瑜伽操後，一齊同聲地「哇、哈、哈……」狂笑。我也曾參加過在公園舉行的「愛笑瑜伽」，剛開始真的很不好意思、覺得很奇怪，但還是跟著旁人一起大笑了出來，算是名符其實的「笑容療法」。

身體每天產生五千個癌細胞

從嬰兒到年長，我們每天平均產生五千個癌細胞。成人體內會有數百萬，甚至數億的癌細胞皆屬「正常」，用顯微鏡看的話其實就會發現。所以，沒有任何一個人的身體裡是沒有癌細胞的。

可以說，人的體內有癌細胞是理所當然的事。但是，每天產生五千個，為什麼大多數的人卻沒有罹患癌症、還健康地活著呢？

那是因為體內身為第一線「士兵」的自然殺手細胞（Natural killer cell, NK cell），一旦發現免疫細胞內有癌細胞產生，便會瞬間殺死、排除。癌細胞對人體免疫系統而言，是損害健康的「異物」。自然殺手細胞非常了解這一點，所以會主動攻擊它們。人體的免疫系統真是令人讚嘆不已！

笑三小時，自然殺手細胞活性增六倍

因此，和治療感染一樣，治療癌症最重要的方法就是提升免疫力，增加對抗癌細胞的「士兵」——自然殺手細胞。簡單來說，自然殺手細胞的戰鬥力，正是抗癌的自然治癒能力。

自然殺手細胞是於一九七五年被發現的，這些「士兵」有一些有趣現象。它的攻擊力會受人類的感情或心情而有高度影響。當主人心情低落時，它們便會心情低落；主人鬥志高昂時，它們也會鬥志高昂。這樣看起來，真的是一群敏感又忠實的軍隊。

而且研究證實，笑可以使自然殺手細胞激增。

進行實驗的是以「生活意義療法」（編按：讓癌症病患透過觀賞相聲或喜劇而感到心情愉悅，或是藉由聽演講、爬山，使其感覺到生活意義、感受生活而活化體內的免疫系統）知名、日本腫瘤專家的伊丹仁朗醫師。

他帶領了十九位罹癌患者，拜訪關西的知名喜劇劇場「難波豪華花月」。請他們欣賞相聲或吉本新喜劇等，使他們心情愉悅、捧腹大笑。

之後，檢測患者們血液中自然殺手細胞的活性，藉此觀察身體對抗癌細胞的攻擊力。結果，十九人中有十三人（六十八％）自然殺手細胞的活性增加了，其中某位還激增至六倍。

也就是說，「捧腹大笑」可以讓抗癌戰鬥力增加六倍，這是無論在地球或宇宙上都找不到的「特效藥」。保持笑容，真的能產生驚人的免疫力。

自然殺手細胞較強的患者，可多存活二倍時間

美國德州大學項茲（Schanz）博士，也證明了自然殺手細胞較強的癌症患者較為長壽的事實。

治療前先檢測喉癌患者K淋巴細胞（Killer cells，殺手細胞）的「強度」，分為強、普通、弱三個程度。比較治療後的「生存率」，「強」為八十三%、「普通」為六十二%、「弱」為四〇%，落差相當大。自然殺手細胞活性強的患者，比弱的患者長壽二倍以上。因此，癌症的治療根本，首要條件就是「強化」自然殺手細胞，也就是要增強自然殺手細胞活性。

「但是，日本癌症醫療的現況，完全沒有針對強化自然殺手細胞的治療。」伊丹醫師在其書——《笑的健康學》（笑いの健康学，暫譯）中，揭發這令人衝擊的事實。

真的令人十分驚訝，伊丹醫師繼續嘆息道：「不僅如此，甚至連患者的自然殺手細胞也幾乎沒有做檢測。」其理由令人難以置信——「因為計算自然殺手細胞活

性的治療法，目前厚生勞動省（編按：同臺灣的衛福部）還沒有認可。」（《笑的健康學》）

「癌症治療」的真面目

目前，我們已知醫療院所進行的癌症治療，不只無視自然殺手細胞的存在，還可能進行殺死自然殺手細胞的治療。一旦被告知罹癌，在醫院裡會開始實施三個療程，抗癌劑、放射線及手術三大療法。這些療法會殺死全部的自然殺手細胞，其中具代表性的就是抗癌劑。

抗癌劑幾乎無法殺死重要的癌細胞，而接受抗癌劑治療的患者，較小的自然殺手細胞反而會因抗癌劑的劇毒而倒下。如此一來，存在體內約五十億個士兵們逐漸被殲滅……。

我只要想像那情景，便莫名地湧現怒意。對我而言，抗癌劑治療就像要滅火卻添加汽油一樣，不但火沒滅成，反而燒得更猛烈了。放射線療法同樣也會殲滅自然殺手細胞，手術也會讓免疫力下降。

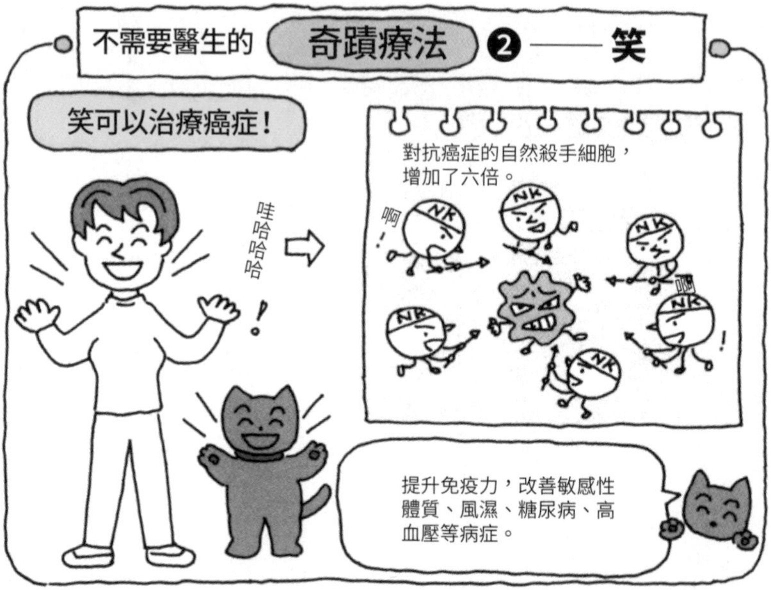
不需要醫生的
奇蹟療法
❷——笑
笑可以治療癌症！
哇哈哈哈
!
對抗癌症的自然殺手細胞，
增加了六倍。
NK
啊!
啊
!
提升免疫力，改善敏感性
體質、風濕、糖尿病、高
血壓等病症。

統計某大學醫學部死亡的癌症患者，八〇％不是因癌症，而是因治療而亡。如此一來，等於每年有高達二十八萬名癌症患者死亡。不過，沒有任何一個日本人察覺到這個恐怖的地獄，更沒有相關報導。因為，這就像是黑暗裡的「龐大醫療黑社會」，有著「支配死亡」的商機。

知名免疫學家推薦的三大抗癌祕訣

證明笑與自然殺手細胞活性息息相關的伊丹醫師，可以說是「笑容醫療」的傳道士。其突破性的實驗，受到國內外的矚目，日本各地都在進行笑和自然殺手細胞關聯性的補救測試。並且，經由各大實驗也證實了：笑可增加自然殺手細胞、使其活性化。

因此，這同時證明了一件事：「心理」會影響「生理」的事實。

約有五千年以上歷史的東洋醫學，也強調「身心如一」，這無非是生命的基本原理。但是，對於西方醫學而言，卻是近年才被認可的「新事實」。

西醫認為「身心二元論」，心和身體是各自獨立的，因此有「唯心論」、「唯物論」的二大概念。近年來，西方醫學終於承認「身心是一體」的事實。由此看來，西方醫學發展遠不及東洋醫學五千年的歷史，以及瑜伽理論的悠久歷史。例如，瑜伽理論從一萬年前就建構了身心相關的基礎。

快樂荷爾蒙，自然殺手細胞的糧食

精神狀態會影響身體，最具代表性的就是「笑的免疫學」。

免疫力是自然治癒力的一種，是「生命力」的展現。笑可以放鬆心情，抒解恐懼和緊張，使大腦分泌快樂荷爾蒙——腦內啡（Endorphin），讓身體放鬆舒暢，自然殺手細胞也隨之增加，並且增強活性。

知名免疫學家安保徹教授（當時任職於日本新潟大學），曾笑著說：「快樂的生活也可以治療癌症喔！」這句話果真是至理名言。只要觀賞搞笑舞台劇三個小時，拚命地狂笑，自然殺手細胞的數量便會增加六倍。

某研究人員曾說：「笑所分泌的快樂荷爾蒙、β腦內啡（β-Endorphin），是能增加自然殺手細胞的糧食喔！」這個說法，十分清楚易懂。

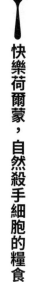

笑，正是最強的癌症治療法。所以，安保徹教授也明白地說：「治療癌症的方法有三種。」那就是笑、改變飲食、保持體溫，非常簡單吧！

特別是笑，到哪裡都可以實行，不用花錢又沒有副作用。可以說是宇宙最強的癌症治療法，相信每個人都能夠做到。

「治百病的笑療法，免付費、無副作用」

「提到笑容，老實說，也不是那麼簡單就能笑得出來的。」我腦海中浮現的，是一個人緊繃著臉的模樣。有許多罹癌患者，都是具有認真、頑強的個性，待人處事謹慎並不圓融，屬於交感神經容易緊張的類型。如果可以強化副交感神經，達到放鬆狀態，便可以讓對抗癌症的自然殺手細胞數量激增。

各位還記得前文所提的「愛笑瑜伽」嗎？雖然有點好笑，但跟著全體人員一起「哇、哈、哈～」地放聲大笑後，身體的確會覺得快活許多。大腦和身體在笑的時候，會有相同的愉悅反應。

「只要對著鏡子假笑，也可以產生同樣的效果。」關於這一點，伊丹醫師已經以實驗證實。因此，一開始先試著照鏡子、假笑就可以了。

看到這裡，各位讀者可能已經噗哧一聲笑了出來吧？不過，假笑真的是可以替代真笑的。

此外，還有一種「被影響的笑」。有時，身旁如果有人笑出來，周圍的人也會忍不住地跟著發笑。這是因為大腦中的鏡像神經元（Mirror neuron）的神經反射。就如文字所示，鏡像神經元是「像鏡子的神經」，也就是會與對方擁有相同感受的反射反應。因此，只要聽到他人傳來的笑聲，經常也會跟著笑出來，這就是笑容聲波的傳遞作用。

愛笑療法的實踐家——相聲、喜劇演員

「笑的效用」不只有治療癌症的效果，還能改善糖尿病、高血壓、心臟病、憂鬱症、老年失智症等……可以說是「沒有笑治不好的病」。

因此，我真切地提出建議：「請全日本的醫院設置『笑容門診』。」

但讓人困擾的是，我的建議常被人當作是玩笑話。如前文提到的「斷食」跟「笑」

可以治療百病，而醫院本應是治療疾病的地方，所以理應即刻導入笑容療法與斷食療法吧！

讓我感動的是，目前日本已經出現採用「笑容療法」的良醫了。他們以相聲家的角色行醫，在患者們的面前演出，使其被滿滿的笑聲環繞。有這樣的「藝人醫生」存在，我對這些人士的服務精神深感佩服。

在歐美國家的醫療院所，已經有喜劇演員在各大醫院進行固定的巡迴演出，他們都是被認可的專職人員，這也是笑容療法的一環。用心的醫療人員會發現，讓患者們開心歡笑，疾病就會加速恢復。

笑三十分鐘，等同仰臥起坐十二下

笑的效用，不只適用於治療癌症。

首先，笑有運動的效果，令人驚訝的是「效果可比仰臥起坐」。在笑的時候，橫膈膜會大幅度上下運動，不知不覺中即形成腹式呼吸，進而促進全身血液循環。

即可產生防止老化、降低血糖值、改善怕冷體質等效果。

根據研究結果證實，觀看爆笑影片三十分鐘，相當於仰臥起坐十二次的運動效果。而且笑的時候，心跳數會從九十下降低至六十下，這也是笑可以讓人放鬆的原因之一。

在不安、緊張、生氣等壓力狀態下，人的心跳數會升高至一百下左右。而實驗證明，心跳數在笑的時候便會驟減。也就是說，笑可以緩和壓力的狀態，讓心跳數大幅降低。

不僅如此，研究更證明了觀看爆笑劇大笑時，「解除壓力」物質也可提升三成。測定壓力荷爾蒙——皮質醇（Cortisol）時，笑的人比不笑的人減少三成多。

大笑五秒，等於深呼吸二次

令人驚訝的是，大笑五秒可吸入相當於二次深呼吸的氧氣量。捧腹大笑時，甚至能吸入平常呼吸量三至四倍的氧氣，此效果同樣已經過實驗證明。低氧是百病的根源，常笑的人能有較多的氧氣進入體內。

在看相聲大笑的實驗中，有六十四%受測者腦內的血液循環增加了。歡笑而增加腦部血流量，證明能讓頭腦變得更清晰。

實際進行記憶力測試時，歡笑十分鐘的受測者，平均正確解題率由六十七%上升二成至八十五%。

不僅如此，研究證實笑的時候，也會降低血糖值、中性脂肪。也就是說，笑還能預防糖尿病、動脈硬化、腦中風等疾病。

在大腦機能的測試實驗中，證實笑可以讓額葉（Frontal lobe）活性化。額葉掌管了人類思考以及控制中樞，簡單地說，笑還能夠有效提升智能。

「比任何藥物都有效的奇蹟療法」

接下來，讓我們來看看「笑」對病患的具體效果吧！像是難以治療的慢性疾病——類風濕性關節炎，患者往往深受疾病所苦。而這樣的疾病，竟然只需要聽聽相聲，症狀便能有所改善，效果著實令人驚訝。

在日本醫學大學吉野槙一教授所進行的臨床實驗中，對照組A群是平均發病十九年的患者、共二十六名（平均年齡五十八歲、全為女性）；B群是健康的女性二十六名。

總計五十二名女性一同聽相聲。登場的是日本人氣相聲家林家木久藏（現稱木久扇）大師。吉野教授將統計「效能」的標準，增加為：

❶心情程度；

❷精神程度；

❸痛苦程度；

❹神經系統、內分泌系統、免疫系統等影響。

聽相聲前調查❶至❹項，得知下述結果。

A患者群與B健康者群相比——神經質、處於抑鬱狀態、強烈的緊張感、異常的免疫反應、發炎指數高、痛苦指數高。

實驗的相聲日當天，地點不是在舞台，而是在醫院的臨床講堂。吉野教授拉開紅白帷幕、台上布置著金屏風，有如真的舞台一般。然後，隨著登場音樂聲響起，木久藏大師出場……結果音樂突然停止，大師跌了一跤。令人意外的橋段讓全場哄堂大笑，並就此拉開序幕，爆笑話題接二連三……。

先試著看場相聲吧！

表演結束後，吉野教授詢問全體受試者有關前述四大問題：「覺得哪個項目有改善了？」結果，A患者群在心情、精神、痛苦指數上完全獲得改善。並且，實際測量時壓力荷爾蒙皮質醇遽減、達到基準值範圍。而使類風濕性關節炎惡化的間白素—6（Interleukin-6）指數也急遽下降了。

「現在的任何藥物，都不可能在短時間內使這些數值下降。」（吉野教授）

因此，這個實驗證明了：笑對風濕性疾病來說，比任何昂貴藥品更具有顯著的功效。

「間白素—6會促進發炎症狀，而風濕性疾病患者因大量分泌，會導致症狀惡化。聽了相聲之後，風濕性疾病患者該數值急速減少。有鑑於此，吉野教授表示：『笑有如名醫看診。』」（《笑的免疫學》）

讓混亂的身體機能回復正常

二〇〇三年，吉野教授第四次挑戰「笑療法」的實驗。這次是針對風濕性疾病的「抑制物質」。果不其然，觀賞相聲演出的患者有了戲劇性變化，研究證實歡笑可增加炎症的「抑制物質」。並且，增加的變化「發炎指數越高、越顯著」。

吉野教授感動地記錄下結果：由研究中，證實了「笑」的絕妙效果，可減少惡化炎症的物質、增加抑制炎症的物質。

「快樂地笑，能讓混亂的機能回歸正常，各機能可以順利的作用、對抗炎症。並且不會有過量的效果，和藥物大不相同。」所以，笑和藥物不同，完全不會有副作用，是大自然的恩賜！

「開啟人體基因，從「心」開始！」

斷食、少食可以開啟人體長壽基因，關於這一點，已經在前述章節向各位說明過了。

同樣地，笑也有開關人體基因的效果。實行此項突破性實驗的，是筑波大學榮譽教授——村上和雄博士。

村上博士在日本知名電視節目製作公司——吉本興業的協助下，進行關於笑療法的實驗，解開了抑制血糖值上升之謎。

第二型糖尿病患者（日本的糖尿病患者多是此類型），在看了表演而哈哈大笑後，其飯後血糖值的上升指數大幅下降。可以說，笑是改善糖尿病的「妙藥」。

更具突破性的是，這個有關「笑療法」的實驗，甚至成功解開開啟某些基因的關鍵，其中包含高達二十三個基因的變化。這在世界醫學史上，可說是名留青史的偉大事蹟。

並且進一步證明了，「心」的變化可以讓DNA產生變化，也就是「想法」改變DNA，進而改變「身體」。

俗話常說：「心誠所至」、「吸引力法則」等，這不只是觀念，而是可具體實行的做法，我們可以說：「心是身體的設計圖。」

可抑制四成血糖值上升

接下來，村上教授們的另一個實驗就小小地幽默了一下。對象是一群大學生，檢測他們聽無聊的大學課程時（A：無聊壓力），以及聽爆笑相聲時（B：解放壓力）分別的飯後血糖值。

結果，在無聊壓力下會讓血糖值平均上升了一二三毫克。相對地，在解放壓力下平均只上升了七七毫克。

換句話說，無聊的課程比聽爆笑劇時血糖多上升了一．六倍。這同時證明了，「笑」對血糖值約有四成的抑制效果。

這樣的結果對糖尿病患者來說，可謂一大福音。

目前，醫師所開的降血糖處方，只有注射胰島素或服用降血糖藥。但是，藥物基本上皆是「毒」。其中，不光只是藥效而已，「毒」的作用會引發其他各種症狀，這就是所謂的副作用，同時是藥物療法的致命性缺陷之一。

針對此點，村上博士發現，光只是「笑」，就可以抑制四成的血糖值上升。在其他補充測試中，也確認血糖值降低了三十六．五％。

笑，確實對血糖值具有抑制的作用。和注射胰島素以及降血糖藥物絕對不同的是，笑完全不會有副作用。

糖尿病引發的併發症有心肌梗塞、腦中風、動脈硬化等。笑可抑制四成血糖值的上升，意味著可預防這些致命的疾病。

而且，能夠預防及改善神經障礙、腎臟障礙、糖尿病網膜症等，真不愧是治療百病的好方法。

一個關鍵詞，排除身心「毒素」

「多說『謝謝』，就能夠治病。」

這種說法，肯定會令許多人感到不可思議吧。「什麼啊，別說笑了……」

不過，抱持著感謝的心情，在醫學界同樣備受重視。因為那屬於「心理治療」的一環，而「心理」和「生理」是密不可分的。

「笑」是最舒適的心理狀態，笑的時候，腦部會分泌快樂物質，促進與增生對抗癌症的自然殺手細胞。除此之外，還能增進各種生命力，真可說是驚奇的「療癒效果」。

同樣地，感謝則是正面能量的心理狀態。那是「接受」、是對他人感受到「愛」的心理。正面的相反是負面，愛的相反是恨與討厭的情緒。

而正面的心理，會在身體上出現什麼反應呢？

免疫學權威安保徹博士，提出以下淺顯易懂的說明：

負面的心理狀態，會讓身體的交感神經勝出，讓自己處於一種緊張狀態。然後，身體便會分泌「不愉快」的荷爾蒙，像是腎上腺素（Adrenaline），又被稱為「憤怒荷爾蒙」，其相當於「蛇毒」的三至四倍毒性。

在體內流竄的話，想當然會造成「不愉快」的情緒。而負面心理會讓體內產生「毒素」，刺激稱為「顆粒球」的某種白血球增生。相反地，與癌細胞對抗的自然殺手細胞便會減少。簡單地說，**人如果一直維持在負面心理，對癌症的抵抗力就會減少，便容易產生癌細胞**。

而且，腎上腺素會提高血糖值。交感神經占優勢時會讓人緊張，表示身體呈現對抗外敵的狀態，所以，為了隨時發動攻擊，就會增加能量來源的血糖。同樣地，血壓和脈搏也會上升，因為要準備瞬間逃跑或隨時攻擊的狀態。

負面心理會讓身心一下子就進入「戰鬥模式」的狀態，如此一來，緊張的身心會形成壓力，造成身體的疲累。這樣的話，治癒力、抵抗力及免疫力都會衰退。這就是「負面心理」產生疾病的過程，同樣會延緩疾病的治療效果。

帶給身心快樂、感動及理性

所以，生病或不舒服的時候，試著說說看「謝謝」吧！這是一句「魔法咒語」。這樣做，心理會轉換成正面狀態，解除交感神經的緊張，將身體交給副交感神經掌管。

接著，身體會分泌「快樂荷爾蒙」的腦內啡，以及被稱作「感動荷爾蒙」的多巴胺（Dopamine），和「理性荷爾蒙」的血清素（Serotonin）。可以說，一句「謝謝」便能帶給身心快樂、感動及理性。

如此一來，即可提高生命力與免疫力，順利通往治癒疾病之路。耶穌教誨人們「愛你的敵人」，也是這個道理。恨，會使體內產生憤怒荷爾蒙——腎上腺素，增加痛苦。

反之，「愛的情感」可分泌快樂荷爾蒙的腦內啡，給予幸福感。超凡的人，必定是從這身心絕妙的節奏中，領會到了愛的真諦。這也是至今西方醫學所無法想像的美妙節奏。

療癒身心的「魔法咒語」

對於「感謝療法」，具有遠見的醫療學者們，就非常了解這個原理。

「……『難過』、『痛苦』、『厭惡』等話語，人一旦持續表達負面語言，帶來的不愉快情報，會刺激並傳達到大腦邊緣系統和基底核（Basal ganglia）。相反地，只要常使用『謝謝』、『感謝』的正面語言，大腦邊緣系統和基底核會收到正面語言特有的『暢快』訊息。

這樣一來，會增加解除腦內緊張狀態的血清素，以及快樂的神經荷爾蒙——腦內啡及多巴胺，極有可能因此去除形成疾病或病痛的壓力物質。」（出自《改變命運、改變未來》〔運命が変わる 未来を変える〕，暫譯，矢山利彥著）

日本矢山醫院院長——矢山利彥醫師，是治療癌症等疾病的替代療法名醫，他指導的做法如下：

❶有煩心的事情時，說「謝謝」。

❷發生好事的時候，說「感謝」。

「看起來，怎麼好像小學教的『公民道德與生活倫理』課程一樣，實在讓人感到不好意思……」提醒大家，千萬別這麼說。

這個「魔法咒語」，擁有醫學界也認可的治療效果。經研究證實，不斷說「謝謝」，可增加自然殺手細胞，跟「笑」帶來的效果是一樣的。

「感謝」的心可以帶來快樂的感受，給予快樂的養分，增加自然殺手細胞，使癌細胞退散、消失。也就是，**「謝謝」→快樂訊息→增加腦內啡→增加自然殺手細胞→癌細胞退縮→改善癌症**。

「性格」左右癌症的死亡率

全世界的醫學界皆認可，多說「謝謝」之類的感謝話語，具有治療癌症的奇蹟式生理現象。坦白說，就是控制心理就能改善癌症！該療法在醫學上是成立的，那

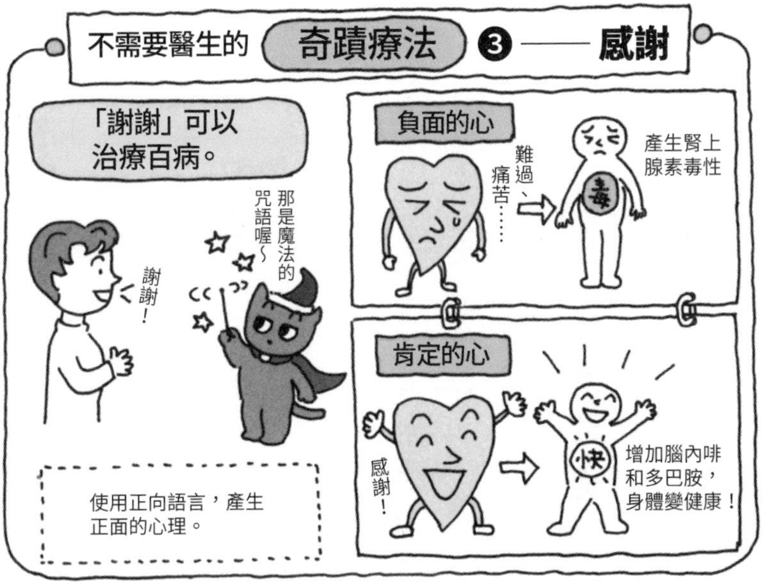
不需要醫生的奇蹟療法❸——感謝
「謝謝」可以治療百病。
那是魔法的咒語喔～
謝謝！
使用正向語言，產生正面的心理。
負面的心
難過、痛苦……
產生腎上腺素毒性
毒
肯定的心
感謝！
快
增加腦內啡和多巴胺，身體變健康！

就是「心理腫瘤醫學」（Psycho-oncology）。

該研究說明，癌症的病況會因性格上的不同而有極大的影響。倫敦大學榮譽教授漢斯·艾森克（Hans Jurgen Eysenck）博士，對此有驚人的研究報告。「在不同的性格下，癌症的死亡率相差高達七十七倍。改變性格，癌症發生的可能性也會降低到十分之一以下。」

許多研究專家也直言：「癌症就是心病。」

提倡「治療癌症的第一原則，

就是笑」的安保博士也表示：「癌症常會發生在因壓力而緊張、血流降低、低體溫、低氧的場所。」

「生命能量──「氣」的祕密」

「感謝」的魔法咒語，能夠確實給予身心正面的影響，其實是來自「氣場」的效果。號稱氣功達人的矢山醫師，曾經進行過這麼一個有趣的實驗。

該實驗稱為「肌肉反射測試」。首先，請受實驗者面對面站立，接著舉起右手伸直。

然後，請他們腦海中想像「非常感謝的人、事、物」。結果，舉起的手臂就算被往下壓也沒有掉下去。這是因為正向思考，讓身體能量的「氣場」變強了。

再來，請他們想起「不好的事情」等負面印象。結果，稍微一向下壓，手臂就會沒勁地往下掉。這就是負面思考使「氣場」變弱的顯著反應。

「『氣』的身體能量與人體的現象之間，有著密切的關聯。」（矢山醫師）

根據矢山醫師的說法——正向的「氣」，可使肌肉放鬆、增強肌力、呼吸順暢、血流加快、減少痛苦。最近的腦科學研究，同樣解開了這個神祕的人體節奏。

以「愛」包容一切

從外部而來的刺激，會送達大腦邊緣系統入口、掌管知覺訊息的杏仁核（Amygdaloid，又名杏仁體）。這個區塊一邊接收記憶訊息，一邊決定該如何反應情緒。簡單地說，就是區分「喜歡」或「討厭」。

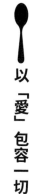

「喜歡」的話，會送交杏仁核管轄，快樂的訊息系統便會產生作用；「討厭」的話，則是由不愉快的系統負責。「人的負面感受，會刺激位於外側自律神經中樞的下視丘（Hypothalamus），並產生心跳數上升、血管收縮及血糖上升的交感神經緊張反應。」（矢山醫師）

也就是說，身體的感覺也會有一百八十度的大轉變。而「謝謝」，正是切換正向開關的魔法咒語。所以，想度過充實的人生，只要「愛」自己所擁有的、「喜愛」一切事物即可。嘗試學會以「愛」包容一切，不僅是運用於醫學上的做法，同時能夠逐漸達到宗教的領域。瑜伽的中心思想中，就有這麼一段諺語：「通往真理的道路，即是帶著『笑』與『感謝』過生活。」

7

回春抗老——深呼吸與肌肉訓練的祕訣

「萬病，皆因血液循環不良而生」

東洋自古以來流傳的養生祕訣——**少食長壽、深呼吸長命**。其中，也有「深呼吸即是長壽」的說法。深呼吸所帶來的好處，可是多得數不清。

直接一點地說，深呼吸能「治百病」也不為過。因為深呼吸的最大功效，就是促進血液循環。

深呼吸可以將交感神經的緊張，替換為副交感神經占優勢，以利全身的血管開通。百病的源頭，就是因為血液循環出了問題。組織會因此陷入低營養、低含氧量，體內毒素逐漸堆積，難以排出體外。因為這種新陳代謝的障礙，身體組織失去生命力、抵抗力、免疫力，進而受到傳染病和癌症等各種疾病的侵襲。

透過以下三個步驟：利用深呼吸法，改善血液循環改善，進而療癒疾病，病情就會逐漸好轉。

具體來說，深呼吸對下列疾病皆有效果：

▼**癌症：**易發生於高血糖、低含氧量、低體溫的部位。深呼吸法可以避免這三項原因，癌症的症狀也會因此好轉。

▼**糖尿病：**過量飲食是最大的問題。此外，壓力也是原因之一，而深呼吸有緩和壓力和抑制血糖值的效果。

▼**心臟病：**壓力及精神緊張會使血管收縮，引起心肌梗塞、狹心症等疾病。而深呼吸會擴張血管、讓血液循環得到改善，因此心臟病也能夠逐漸好轉。

▼**腦中風：**腦出血、腦梗塞等疾病，同樣也是由血管異常所引起。因此，呼吸法對於這類疾病也有一定的效果。

▼**高血壓：**深呼吸能使血管擴張、脈搏穩定，因此能夠改善高血壓的症狀。

▼**肝臟疾病：**由於能夠恢復全身代謝機能，進而緩和肝臟的負擔。因此，肝臟異常也能漸趨復原。

▼**腸胃疾病：**交感神經一緊張，會帶給腸胃強大的壓力。像是胃痛和腸道痙攣等就是最典型的症狀，其他還有胃酸過多、胃潰瘍、腹瀉、便祕等。而深呼吸，可以刺激副交感神經運作，腸胃也能較為放鬆，進而促進各種疾病的自然治癒力。

▼**皮膚病**：異位性皮膚炎，也是壓力產生的典型症狀。因此，以深呼吸來刺激副交感神經的運作，就能抑制壓力反應，進一步促進新陳代謝，排出沉積在皮膚細胞等地方的毒素，恢復健康的肌膚。

▼**身心症**：身心症是由於自律神經的平衡遭到破壞而引發，藉由深呼吸可以使其逐漸恢復。

▼**憂鬱症**：常常吸氣、吐氣，就能活化腦內血清素的分泌。腦內血清素被稱為理性荷爾蒙，能夠改善憂鬱症和神經官能症（Neurosis）的症狀。

▼**手腳冰冷・虛寒**：深呼吸可改善全身的血液循環，進而讓身體恢復暖和也是理所當然的。

▼**白髮**：造成白髮的其中一個原因，是毛根處的血液循環不順暢。由於缺乏營養和氧氣不足，會造成黑色素沉澱的作用受到阻礙。可以藉由深呼吸打開微血管，改善血液循環，因此白髮也有恢復黑髮的可能。只是，同時必須戒除肉類和動物性脂肪等酸性食品，以及相當於皮膚毒藥的合成洗髮精、造型品。

▼**禿頭**：掉髮跟白髮的形成原因相同，只要改善微血管的血液循環不良，或許

會有復原的可能。在那之前，請務必捨棄對皮膚有害的化學物質、合成洗髮精等「掉髮凶手」。在洗頭髮之前，先拒絕廣告的洗腦吧！

「呼吸——身心和諧的祕訣」

日本首屈一指的瑜伽指導者——沖正弘導師這樣說：「控制身心和諧的關鍵，在於呼吸。」

「在身體不安定、心靈混亂的時候，呼吸是紊亂的。使身心安定的第一祕訣，就是讓呼吸穩定下來。」（出自《實踐冥想瑜伽》〔実践瞑想ヨガ〕，暫譯）

他所指導的呼吸法如下：「用丹田呼吸，呼吸的幅度要深且廣。體會呼吸要領的方法，是以坐著的姿態，先用鼻子把氣呼出到極限，再像張嘴哈哈大笑般用嘴巴把剩下來的氣全部吐盡。」

這個呼吸方法，被稱作「禪定呼吸」。就如字面上所示，是在悟道的場所裡進行的呼吸法。

確切的方法如下：

往前挺胸，將力量集中於下腹。一邊縮回下腹、一邊吐氣。在氣將要吐完前，瞬間放鬆下腹的力道，自然地深深地吸進一口氣。

吸飽足氣後，再從下腹處緩緩吐出。在完全吐出之前，只要靜靜地放鬆力道，身體就會自然地再深吸一口氣。進行這種有意識性、具節奏的深呼吸，能夠提升身心的穩定度，讓呼吸變得平靜。

把意識集中在丹田——生命的中心

為了方便學員理解，在這個呼吸法中，吐氣會比吸氣還要來得長。這種長呼吸法，別名又稱為「丹田呼吸」，是一種將意識集中於丹田所進行的呼吸法。

在東洋醫學中，丹田也被認定為生命的中心。「丹田是『神的王座』」。人體所有的動作，都可以用丹田，也就是腰腹的力量進行。將全身的力量匯集到丹田時所做的動作，就是一個人最自然的姿勢。丹田能夠同時維持生理平衡統一、物理的統一，以及腦部的穩定性。」（出自《瑜伽總合健康法（上）》〔ヨガ総合健康法 上〕，暫譯）

具體的做法，就是緊縮肛門處、將意識和力量集中在下腹部。「提升丹田的力量，就能提高自律神經的作用。」（沖正弘導師）

也就是前文一直強調的，讓交感神經與副交感神經取得平衡。使呼吸自然協調，在瑜伽中被稱為「調息」。

氧氣吸收量，可達普通人二・五倍

「最初是實行丹田呼吸法，但一旦持續進行，這種完全呼吸法就會自然而然地進行，全身肌肉會配合呼吸作用，達到和諧與統一，成為穩定、安詳的胎息呼吸法（全身呼吸法）。只要掌握好呼吸方法，氧氣吸取量能夠達到普通人的二・五倍之多。」（《瑜伽總合健康法（上）》）

氧氣不足，連帶影響到生命力不足。組織和內臟器官缺氧，是百病的元凶。在人體中，被吸收的營養物質轉化為能量的同時，氧氣就是神經的主要「營養源」。缺氧會使得神經細胞的機能下降，並且讓大腦反應遲緩。

「維持生命體平衡的神經、荷爾蒙與細胞，可以藉由自然呼吸法獲得身心與精神上的安定。呼吸會如實透露身心的狀態，只要整頓呼吸，就能夠整頓心中的慾望和感情，並自然而然地了解自己適合什麼樣的飲食與運動。」（《瑜伽總合健康法（上）》）

在瑜伽之中因應各種不同目的，還有各式各樣的呼吸方法。其中的共通點，都是使用**腹式呼吸和深呼吸**。

先試簡單的「數息法」，掌握深呼吸頻率

簡單來說，數息法就是盡可能將氣從腹部深深地、長長地吐出來。

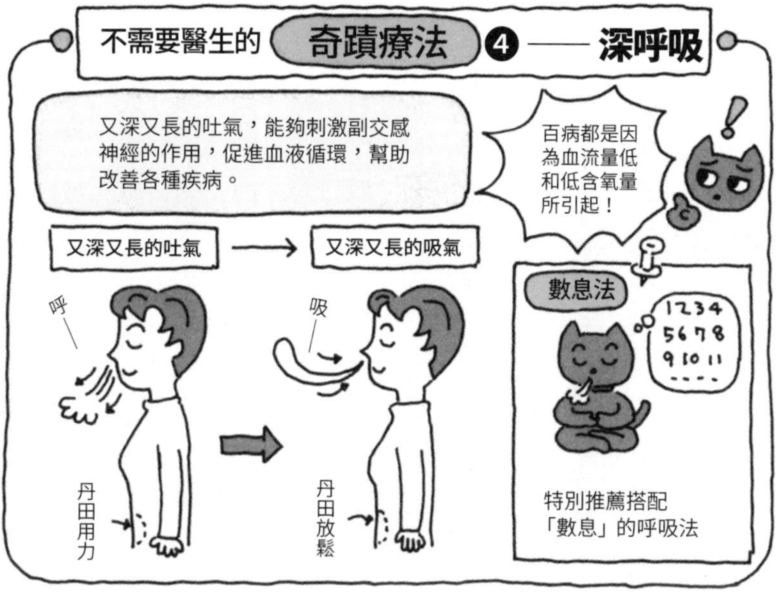
不需要醫生的 奇蹟療法 4 —— 深呼吸
又深又長的吐氣，能夠刺激副交感神經的作用，促進血液循環，幫助改善各種疾病。
百病都是因為血流量低和低含氧量所引起！
又深又長的吐氣
又深又長的吸氣
呼
吸
丹田用力
丹田放鬆
數息法
1234
5678
9 10 11

特別推薦搭配
「數息」的呼吸法

我在二十幾歲時，從一位韓國禪僧身上學到了「數息」這種修行方法。那是最容易掌握深呼吸的一種方式。就如同字面上的意思，**吐氣時、邊數數字**，呼吸的重點會先由「吐氣」開始。只要把氣完全吐出，就會自然深呼吸。

為什麼呼吸時要一邊數數字呢？

這麼做是為了要屏除雜念！即使告訴大家說：「腦袋淨空是最好的狀態。」但一般人可沒那麼容易做到。越是要自己不去思考，腦海中就越會產生各種雜念。

有趣的是，人類的生理都會對「想像」產生反應。例如一想像美味的大餐，唾液就會不自覺地湧出，這是任何人都有過的經驗。人的身心會對雜念有所反應，就無法完成從交感神經（緊張），轉換到副交感神經（放鬆）的目的。因此，可以利用「數數字」來集中精神。東方的修行者們，還真是想到了個好方法呢！

無論在何時何地，都能夠進行「數息法」。請閉上眼睛，緊縮肛門和臀部的肌肉，全身放鬆、以舒適的心情來進行。首先，**慢慢地一邊吐氣、一邊數到十，數完十下之後，自然地吸進一大口氣；再度緩緩吐氣，並數到十為止。**

你會感覺指尖暖和起來了！

我從二十幾歲開始，不時就會進行數息法。有趣的是，我數的數字漸漸變多了。現在只要周遭環境安靜無聲時，甚至可以數到六十以上。也就是說，呼吸變成一分鐘一次。不過，一般人不需要做到像我這樣，因為呼吸法是勉強不得的，緩慢地依照自己的步調進行，才是重點。

請試試看這種深呼吸的數息法，你會明顯地發現到身體上的變化。首先，手指尖會暖和起來，接著，應該就能感受到溫暖遍及全身。這是由於深呼吸法，將交感神經的運作切換為副交感神經，進而擴張全身的微血管。

此外，應該同時能感覺到脈搏逐漸平靜許多。這麼一來，血壓和血糖值也會隨之下降，這和「笑」具有同樣的生理效果。笑，其實也是一種十分理想的呼吸法。

「『笑』的呼吸法一樣重要。人一笑，力量就會聚集在丹田，身心自然放鬆、安定，也會促進身體的血液循環。這就如同我們抱著享受的念頭去做事，就不容易感到疲勞是同樣的道理。」（沖正弘導師）

深呼吸，抗病又長壽

深呼吸其實還有以下功效：「確實進行呼氣的動作，會讓與肺部運作有著密切關係的橫膈膜和腹肌等肌群，跟著強力收縮。這樣一來，可以達到按摩內臟、使血液流通順暢、促進循環機能的效果。」（出自《輕量斷食與深呼吸》〔プチ断食と

長吐き呼吸〕，暫譯，龍村修監修〕

這跟「笑」能夠按摩內臟，具有同樣的效果。由於調整了自律神經的平衡，荷爾蒙分泌和消化器官系統、循環器官系統等生理機能上的不正常，也會逐漸恢復。

基本上，只靠正確的深呼吸法，**慢慢吸、長吐氣**，人就能顯著恢復健康。這遠比去醫院被迫喝一堆恐怖的「毒藥」，要來得安心多了。而且不論何時何地，都能夠免費進行，讓身體遠離惱人的疾病，邁出長壽的第一步。

去醫院？不如去泡溫泉！

接下來，還有一個更棒的療法，那就是溫泉療法。眾所皆知，溫泉有著非常多療效。但是，其中最重要的還是促進血液循環。方法就是**大約泡十分鐘溫泉，之後躺著靜靜休息約二十分鐘**，一天進行這個步驟三至四次。從溫泉中起身之後，你會覺得整個身體暖呼呼的，全身的血液循環也會變好。

安保徹博士所推薦的癌症治療三大要素是：多笑、蔬食、溫暖。溫泉療法可以使身體溫暖，加速代謝循環。光是泡在舒適的溫泉中，臉上就會忍不住浮現笑容。如果溫泉住宿處提供的飲食，是以蔬食為主的話，那更是再好不過了。多泡溫泉，對於改善任何病症，都是值得推薦的。

在以前農業的淡季時期，日本人就會藉由泡溫泉、療癒身心。現在正是學習這份智慧的時候，希望大家可以記得：「比起去醫院，不如去泡溫泉！」

如果沒有預算泡溫泉，也可以自己在家裡進行「溫浴療法」。一樣是泡十分鐘，休息二十分鐘。離開浴室之後，在棉被上鋪上浴巾好好休息。其他像是足湯、腰湯等局部溫浴，同樣有助於血液循環以及體內排毒。

「國際巨星的年輕祕方！返老還童的荷爾蒙」

只要鍛鍊肌肉，就能保持蓬勃朝氣。最為知名的例子，就是知名影星席維斯·史特龍。

在七、八〇年代以電影《洛基》（*Rocky*）走紅，之後在好萊塢第一線活躍的席維斯・史特龍，在話題作品《頭號目標》（*Bullet to the Head*）之中，帶著厚實胸膛與粗壯的上臂肌，英姿煥發地登場。拍攝激烈的動作鏡頭時，也充滿魄力。

如果是第一次聽到他的年紀，年輕人應該會嚇一跳，他竟然已經年過七十了。但那身肌肉，看起來完全不像有那個歲數，不僅頭髮黝黑，行為舉止也充滿活力，顯得朝氣蓬勃。

令我感到驚訝的還有另一位好萊塢巨星，那就是阿諾・史瓦辛格。他也是一位渾身充滿肌肉的硬漢，出類拔萃的好體格，也一樣令人不覺得已有七十歲了。

在其作品《重擊防線》（*The Last Stand*）中，他演出許多充滿魄力的打鬥場景。後來阿諾被媒體踢爆，曾有過十一位外遇對象，而且竟然連私生子都有了，因此面臨離婚的困境。不過換個角度想，這樣的歲數還能如此精力充沛，倒也是令人驚嘆。

話說回來，會特別舉出這兩位擁有強健體魄的男星，是因為以他們的年齡來說，身體狀況真的是年輕又有活力。

由肌肉分泌的「抗老荷爾蒙」

為什麼他們跟同年紀的人比起來，還能保持那麼年輕呢？這可不是因為他們的身分是好萊塢影星喔！

解開這個謎團的關鍵字就是「肌肉」。你有聽過抗老荷爾蒙——Myokine嗎？這是從肌肉中分泌出來的「返老還童荷爾蒙」。近幾年間，才發現這種荷爾蒙的存在，因此大多數人都還不太熟悉這個名詞。

在此之前，人們一直認為，肌肉只是消耗能量的組織而已。但經過近年的深入研究後得知，人體只要一使用肌肉，就會從該處分泌、釋出各式各樣的活性物質，研究者們更稱之為「肌肉荷爾蒙」。

而肌肉就是活性荷爾蒙的分泌器官。到目前為止，已經確認肌肉荷爾蒙大約含有一百種以上的物質。

肌肉大致分為「快肌」和「慢肌」兩種。「快肌」一旦從事激烈的肌肉運動，就會分泌抗老荷爾蒙，而「慢肌」即使是平常的輕微動作也會分泌。簡單地說，在

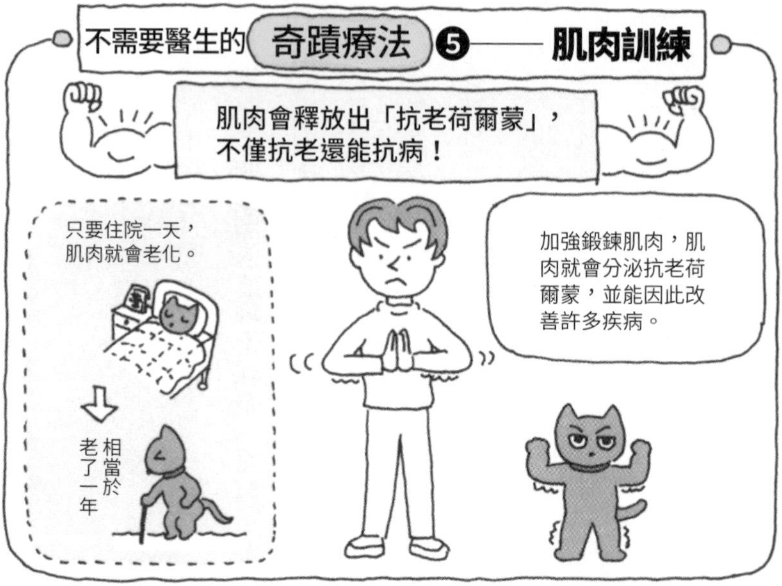
不需要醫生的
奇蹟療法
5
肌肉訓練
肌肉會釋放出「抗老荷爾蒙」，
不僅抗老還能抗病！
只要住院一天，
肌肉就會老化。
相當於老了一年
加強鍛鍊肌肉，肌肉就會分泌抗老荷爾蒙，並能因此改善許多疾病。

人體每次使用肌肉時，都會釋出剛才提到的「返老還童荷爾蒙」。

因此，那兩位肌肉巨星能夠保持年輕的原因，應該大致能夠想像了。他們一定每天都得做肌肉訓練、強化肌肉。對他們來說，肌肉就是自己的「生財工具」，必須時時保持在最佳狀態。而在訓練過程中，就分泌出抗老荷爾蒙。

值得一提的是，已經極度發達的肌肉，就算是日常生活中的微小動作，也會持續分泌荷爾蒙。可以說，**發達的肌肉，正是抗老荷爾蒙的金庫**。

接下來，讓我們來看看抗老荷爾蒙會帶來哪些功效，讓人忍不住用「嘆為觀止」來形容了。

❶**減肥**：活化脂肪組織，使脂肪分解，恢復緊實身形。

❷**改善代謝**：促進肝功能以及葡萄糖代謝機能。

❸**預防動脈硬化**：淨化血管壁，防止動脈硬化。

❹**失智症**：活化腦部，預防失智症。

❺**防止老化**：如同抗老荷爾蒙的命名，具有能夠延緩老化的功效。

❻**安定血壓**：預防高血壓、穩定血壓。

❼**預防糖尿病**：讓血糖值保持正常，達到預防糖尿病的效果。

❽**長壽基因**：鍛鍊肌肉，就能開啟長壽基因。

還有許多功效，目前正實驗確認中。

總體來說，這些功效能夠防止老化、返老還童。

而抗老荷爾蒙的分泌量，與「肌肉量」和「運動量」的關係也獲得了證實。只要增加肌肉量與運動量，人就能夠保持年輕。這意味著，身上多長些肌肉，就能讓抗老荷爾蒙分布全身，使人看起來更年輕。

「日本的老人醫療，震驚北歐」

抗老荷爾蒙的發現，對至今為止的現代醫學投下了一個巨大的震撼彈。

到目前為止，醫療的規則都是「絕對安靜」，讓入院患者一整天都躺在病床上。可是，近年來有些醫界人士，開始質疑起這樣的醫療方式。特別是日本的高齡醫療，完全是建立在錯誤的基礎上。

據統計，日本臥床不起的老人，大約是歐美的五倍。我有一位在人壽保險公司上班的朋友，對於日本的高齡醫療體制不禁感嘆：「實在是地獄。」

因為研修需要，他前往瑞典、拜訪高齡醫療和護理機構，在探訪過當地的醫療機構之後，受到了很大的打擊。「護理不該是讓老人們一直睡覺，而是該讓他們多走路，幫助他們盡可能地多活動身體。最後的目標，是照顧到他們能夠在自己家裡過生活為止。」他一邊說著，一邊不停地搖頭：「像日本這樣實在太誇張，真可算是地獄了。」

沒想到，堂堂「長壽大國」的現狀，只有悲慘可以形容。臥床不起的老人們，眼睜睜地看著自己的肌肉逐漸萎縮，變得只剩皮包骨。別說走路了，連要撐起上半身、坐立都辦不到。有不少長輩必須從鼻子插進軟管補充營養，就連排泄也必須藉助管子進行。有的老人家，肚子上還被開了一個大洞，上頭插著軟管，也就是所謂的胃造口術（Gastrostomy）。未來，你想迎接這種老人生活嗎？我想，應該所有的人都會搖頭。但日本的醫療現狀，真的是迫使人們必須「臥病在床」。

住院一天，等於老化一年

某位高齡醫療的專業醫師，曾提出恐怖的警告：「超過七十歲住院，一天內的老化程度等於一年。」也就是說，只要住院十天，體力就會衰竭到八十歲；二十天的話就是九十歲。高齡患者一旦住院，就會造成肌肉急速縮減、加速老化。

這還不僅限於高齡醫療，對成人來說也是一樣的，住院之後如果整天躺在床上，肌肉就會逐漸衰弱。因此，我希望大家都能時刻謹記從肌肉分泌、能夠活化生命力的荷爾蒙——抗老荷爾蒙。

因為抗老荷爾蒙的分泌量，是由肌肉量和運動量決定的。但病人一旦住院，這兩項要素都會減少許多，令活性荷爾蒙開始大量減退。肌肉衰弱後，意味著人體將會加速老化。相信有不少人探視過長期住院的親友，都有過這樣的經驗，你會發現病人比想像中還要憔悴，並對他的蒼老程度感到吃驚。這就是醫療逼人「臥病在床」的殘酷現狀。

「在歐美，手術後隔天就讓病人走路了！」可是，日本人對這種「暴行」感到十分驚訝。但對於歐美醫學界，或許已經發現讓病人一直躺在床上，會使體力下降和肌肉縮減的緣故。

靠上下樓梯，讓住院患者鍛鍊肌肉

日本的住院醫療和高齡照護體制，應該從根本上進行改革。

瑜伽導師沖正弘老師強調，即使臥床不起，「只要能夠活動一根手指頭，那就應該傾注全心全力，讓那根手指能夠動起來。如此一來，全身的生命力就會共同呼應，活化身體。」因此，醫院第一步應該對住院患者實施的，就是讓他們走路。

在我的朋友當中，就有人特別推薦「坡地運動」。簡單地說，就是在坡道上行走。聽說光是這樣，就比普通健走的運動效果還高出二十倍。

醫院內部都有樓梯，可讓病人藉由上下樓的爬梯運動，就能防止因肌肉流失造成的衰弱和老化。此外，可以做些在床上躺著和坐著就能進行的肌肉運動，也是絕對必要的。假如醫院沒有提供協助，那就自己來實行吧！

生長激素也能防止老化

除了抗老荷爾蒙之外，還有其他能強化肌肉的荷爾蒙，那就是「生長激素」。生長激素從幼兒時期開始分泌，血中濃度在十幾歲時到達最高峰；但在二十幾歲之後，分泌量開始急遽減少，五十歲以後縮減到只剩十幾歲的十分之一。

只要促進這種荷爾蒙的分泌，就同樣會有加速返老還童的效果。而且，強化肌肉也是增加生長激素分泌量的關鍵，其中最重要的是：「破壞老舊肌肉，製造新的肌肉。」為此，日常的肌肉訓練是不可或缺的。

英語中有句諺語：「Use or lose.」就是「不使用即衰弱」的意思。醫學上會稱為廢用性萎縮（Atrophy of disuse）。席維斯．史特龍等好萊塢男星，藉由肌肉訓練，體內不但分泌了旺盛的抗老荷爾蒙，同時也增加了許多生長激素。

其中，加壓訓練和瑜伽運動，是較能有效讓肌肉釋出生長激素的方法。前者是「利用皮帶等外力綁緊之後，以相斥的力道進行肌肉訓練」；後者則是「內在肌的細微強化運動」。

「一天只要五秒！奇蹟式肌肉強化法」

我的身高一百七十公分、體重約七十公斤；體型是胸圍一百零六公分、腰圍七十六公分的逆三角形。這樣的體態大約已經三十多年沒變了。見到我的人，大多會對我粗壯的手臂和胸口的肌肉感到吃驚。連忙問我：「你有在做什麼運動嗎？」通常我會回答：「一天只做五秒而已。」然後對方會再度驚訝不已。

我從二十幾歲時，開始實行「等長收縮訓練法」（Isometric Training），簡單來說就是「靜態肌肉強化法」，這是根據運動生理學所做的訓練方法。

「最少要五秒鐘，對肌肉施加最大負荷八〇％以上的力量，就能夠急速強化肌肉」。這個方法是以廢用性萎縮反向延伸出的理論。即使只有五秒，只要對肌肉施以強力的負荷，就會觸發肌肉的強化基因，令肌肉細胞急速增殖。看到這裡，常在健身房大汗淋漓地運動好幾十分鐘肌肉訓練的人，或許會感到沮喪。

這種肌肉強化法，對於執筆寫作等文書工作偏多的我而言，是再適合不過的運動了。以下便介紹幾個一天各做五秒，就能擁有緊實肌肉的好方法。

・**勝利者姿勢**：這是拳擊等勝利者面對觀眾時，所做的勝利姿勢。要做好這個姿勢，兩臂、胸肌、背肌，甚至連臀部肌肉都要緊縮。全身所有的力量，灌注至從頭到腳的肌肉，要用力到全身都在發抖，才會有成效。

・**祈禱的姿勢**：兩手合掌、從兩側使勁施力，能夠有效鍛鍊上臂肌肉和胸肌。

・**鉤子的姿勢**：將右手和左手在胸前交勾，用力往兩側拉。可以強化肩膀和背部的肌肉。

・**手掌重疊姿勢**：左手掌心向上、右手掌心向下相互交疊，上下用力施力。這個動作能夠鍛鍊到胸肌與整條手臂的肌肉。做完五秒，交換左右手的上下位置。

・**背部交叉姿勢**：左右手在背後抓住毛巾的兩端、用力拉扯，這樣做能夠鍛鍊到整個上半身的肌肉。

・**加壓強化法**：使用較寬的皮帶，將腹部緊緊束起後使勁施力。這是加壓訓練法的一種，能讓腹肌線條變得緊實又分明。

以上任何一種姿勢，都可以利用短短的五秒鐘，來達成強化肌肉的目的，在進行時，請記得暫停呼吸，將意識集中於丹田。這是瑜伽呼吸法中的一種，稱為「止息」。「止息能夠提升內在的統一、集中力，由於將全身的力道集中於丹田，也能訓練平衡力。止息呼吸法，是讓身體與心靈合而為一的開關。」（《瑜伽總合健康法（上）》）

等長收縮訓練法，進行靜態肌肉訓練、一天只要花上五秒鐘，就可以輕鬆達成鍛鍊肌肉的目標，最棒的是過程完全免費！這跟多笑和呼吸法完全相同，不需要任何花費，就能得到健康又長壽的身體，唯一需要的只有持續不懈地實行。

每天花少少的努力，就能夠體會運動的樂趣，還能獲得意想不到的成效，何樂而不為呢？

五種「奇蹟療法」

少吃、多笑、感謝、深呼吸、肌肉訓練……這五項「奇蹟療法」，在任何時刻

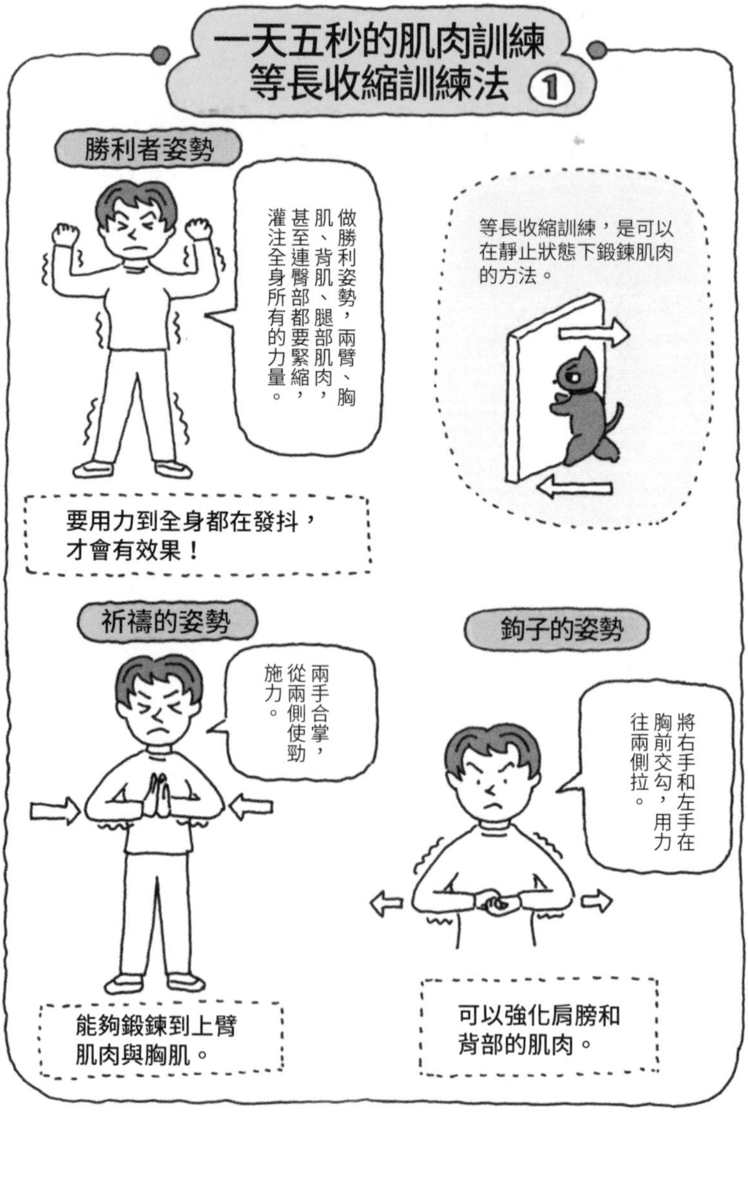
一天五秒的肌肉訓練
等長收縮訓練法 ①
勝利者姿勢
做勝利姿勢，兩臂、胸肌、背肌、腿部肌肉，甚至連臀部都要緊縮，灌注全身所有的力量。
要用力到全身都在發抖，才會有效果！
等長收縮訓練，是可以在靜止狀態下鍛鍊肌肉的方法。
祈禱的姿勢
兩手合掌，從兩側使勁施力。
能夠鍛鍊到上臂肌肉與胸肌。
鉤子的姿勢
將右手和左手在胸前交勾，用力往兩側拉。
可以強化肩膀和背部的肌肉。

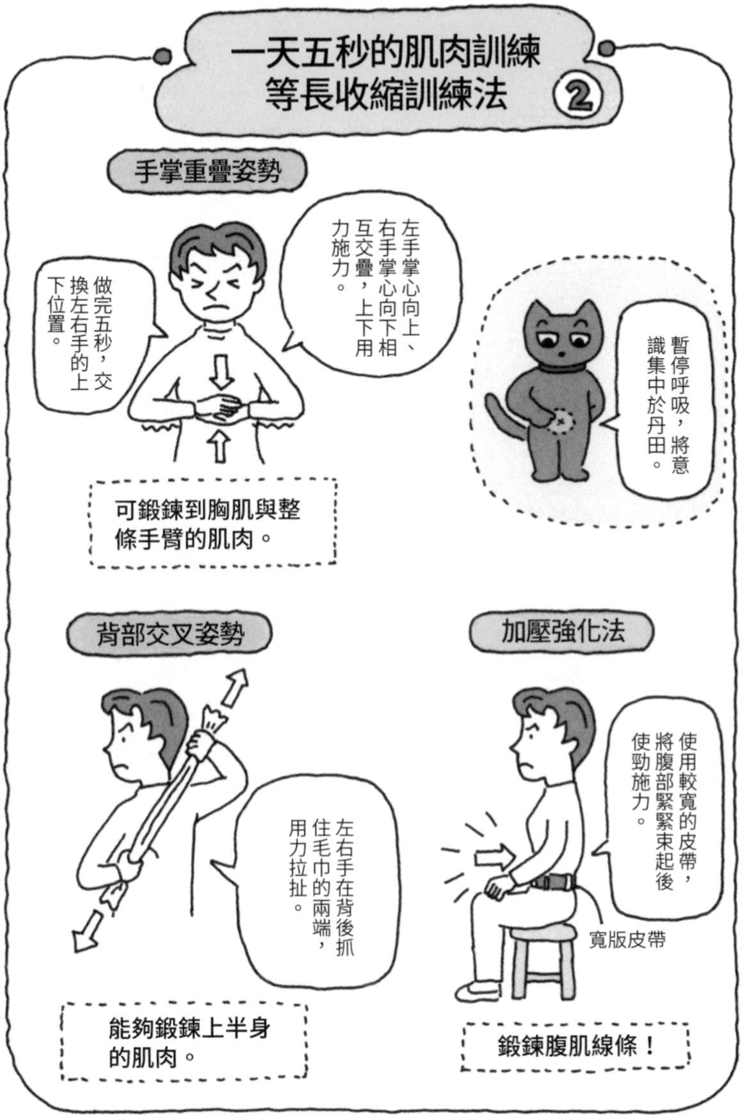
一天五秒的肌肉訓練
等長收縮訓練法 ②
手掌重疊姿勢
左手掌心向上、右手掌心向下相互交疊，上下用力施力。
做完五秒，交換左右手的上下位置。
可鍛鍊到胸肌與整條手臂的肌肉。
暫停呼吸，將意識集中於丹田。
背部交叉姿勢
左右手在背後抓住毛巾的兩端，用力拉扯。
能夠鍛鍊上半身的肌肉。
加壓強化法
使用較寬的皮帶，將腹部緊緊束起後使勁施力。
寬版皮帶
鍛鍊腹肌線條！

都能夠簡單實行，而且幾歲開始都不嫌晚。相當於人類九十歲的高齡老鼠，在實驗中也證實，透過限制卡路里的少食療法，能夠達到顯著的回春功效。

身體一感到不舒服，馬上就想吃藥或是只想靠醫生看診解決。對於健康而言，實在是個壞習慣，請務必改掉。在那之前，請參閱本書，開始試試簡單的斷食療法，以及四種奇蹟療法。

你會發現，健康原來是如此簡單！我相信不用多久時間，在你的臉上一定會因此出現又驚又喜的笑容。

後記

健康趨勢！斷食療法的擴散力

日本靜岡縣濱松市J's醫學美容飲食協會代表島田旬志，日前發表了這個新的趨勢：「知名藝人藤原紀香和達比修投手等人，都曾經實行過斷食療法。」

「在東京首都圈，許多人已經十分熟悉『斷食』這個詞彙了。」原本這個名詞，令人感到陌生而難以理解。但現在，有不少人慢慢能夠接受這樣的療法了。

「以前大家一聽到斷食，就會有那種苦行僧的印象。有的人會因此感到排斥，甚至覺得就算要減肥也沒有必要做到這樣子……」（島田先生）

實際上，許多斷食療程中也會飲用一些蔬果汁，補充人體必備的營養素。其中還分成「半日斷食」、「三日斷食」等，有各種不同等級的斷食法。

現在，日本業界已成立了七個相關組織。像是島田先生考取教學資格的，是其中歷史最悠久的分子整合醫學美容食育協會。以飲食養生研究家聞名的山田豐文先生，以及提倡酵素斷食法的鶴見隆史醫師，皆在該協會擔任特別顧問。其中，山田先生同時也是許多運動選手的營養指導顧問。

「山田先生曾指導高爾夫球選手橫峯櫻，以及職棒巨人隊的選手們進行過斷食療法。此外，還有日本男歌手美川憲一和相撲選手橫綱白鵬等人，他同樣都非常熱心地進行相關指導。」（島田先生）

分子整合醫學美容食育協會，目前也在推廣斷食過程中補充微量營養素的「礦物質斷食法」，於日本各地有多達兩百所的分會，將斷食療法的網絡遍及日本。

許多人沒想到，原來藤原紀香穠纖合度的美麗體形，以及達比修投手超人般活力的根源，都是出自於斷食療法。就連常勝軍巨人隊的選手們，也令人意外地接觸過斷食的相關指導。

他們不憑藉藥物與醫院，而是靠自己的力量改善飲食習慣，因而獲得了顯著的成效。

在東京世田谷區，有一間「池尻診所」，實踐不使用藥物的自然療法。院長高野醫師曾有些不解地向我表示：「在這一、兩年間，不知道為什麼，患者的數量忽然增加了不少。」這或許正是因為，許多人驚覺到「藥物及過度醫療傷害」的驚人事實，才會一窩蜂地前往高野醫師的自然療法診所求診吧！

依現狀來看，我相信類似的案例今後會逐年遞增。我們會日漸察覺：「空腹，身體就會好」的真相。

那麼，已經了解真相的你，今後會選擇哪一條道路呢？

Beautiful Life 75

空腹奇蹟 現代營養學不願透露的真相，奇效斷食健康法，啟動身體最強自癒力！【暢銷新版】

原著書名／新装版　3日食べなきゃ、7割治る！
原出版社／株式会社 ビジネス社
作　　者／船瀨俊介
譯　　者／林佑純
企劃選書／何宜珍、魏秀容
責任編輯／呂美雲、劉枚瑛
協力編輯／連秋香

版　　權／黃淑敏、吳亭儀、江欣瑜、林易萱
行銷業務／黃崇華、賴正祐、周佑潔、張媖茜
總 編 輯／何宜珍
總 經 理／彭之琬
事業群總經理／黃淑貞
發 行 人／何飛鵬
法律顧問／元禾法律事務所 王子文律師
出　　版／商周出版
台北市104中山區民生東路二段141號9樓
電話：(02) 2500-7008　傳真：(02) 2500-7759
E-mail：bwp.service@cite.com.tw　Blog：http://bwp25007008.pixnet.net./blog
發　　行／英屬蓋曼群島商家庭傳媒股份有限公司城邦分公司
台北市104中山區民生東路二段141號2樓
書虫客服專線：(02)2500-7718、(02) 2500-7719
服務時間：週一至週五上午09:30-12:00；下午13:30-17:00
24小時傳真專線：(02) 2500-1990；(02) 2500-1991
劃撥帳號：19863813　戶名：書虫股份有限公司
讀者服務信箱：service@readingclub.com.tw　城邦讀書花園：www.cite.com.tw
香港發行所／城邦(香港)出版集團有限公司
香港灣仔駱克道193號超商業中心1樓
電話：(852) 25086231傳真：(852) 25789337
E-mailL：hkcite@biznetvigator.com
馬新發行所／城邦(馬新)出版集a團【Cité (M) Sdn. Bhd】
41, Jalan Radin Anum, Bandar Baru Sri Petaling,
57000 Kuala Lumpur, Malaysia.
電話：(603)90578822　傳真：(603)90576622　E-mail：cite@cite.com.my

美術設計／copy
內頁編排／林家琪
印　　刷／卡樂彩色製版印刷有限公司
經 銷 商／聯合發行股份有限公司
電話：(02)2917-8022　傳真：(02)2911-0053

■2015年（民104）8月初版
■2022年（民111）3月10日二版
Printed in Taiwan

定價／380元

ISBN 978-626-318-157-1
ISBN 978-626-318-171-7 (EPUB)

城邦讀書花園
www.cite.com.tw

線上版讀者回函卡

國家圖書館出版品預行編目(CIP)資料

空腹奇蹟：現代營養學不願透露的真相,奇效斷食健康法,啟動身體最強自癒力!/船瀨俊介著；林佑純譯. -- 2版. -- 臺北市：商周出版：英屬蓋曼群島商家庭傳媒股份有限公司城邦分公司發行, 民111.03　240面；14.8×21公分. -- (Beautiful life；75)譯自：新装版　3日食べなきゃ、7割治る！ ISBN 978-626-318-157-1(平裝) 1.CST: 斷食療法 2.CST: 健康法
418.918　　111000679

Beautiful Life

Beautiful Life